TRAITÉ

DES

MALADIES NERVEUSES

Paris. Imprimerie de Moquet, rue de la Harpe, 92.

TRAITÉ

DES

MALADIES NERVEUSES

ET DE

LEUR RAPPORT AVEC L'ÉLECTRICITÉ

PAR

J. BERNARD

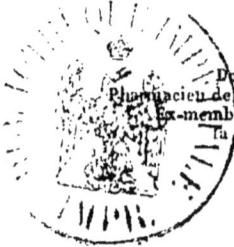

Docteur en Médecine de la Faculté de Paris,
Pharmacien de première classe, Médecin requis à l'Hôpital du Roule,
Ex-membre du Jury médical de Seine-et-Oise, Directeur de
la Clinique oculaire du passage Brady, 4, etc.

PARIS

JULES VIAT, LIBRAIRE-ÉDITEUR,

COUR DU COMMERCE, 12, FAUBOURG SAINT-GERMAIN

ET CHEZ L'AUTEUR

RUE MONTMARTRE, 161.

—

1857

Nous offrons au public un résumé concis et méthodique de l'histoire des maladies nerveuses. En compulsant les bibliothèques, nous aurions pu exhumer des limbes poudreux où ils reposent une foule d'écrits oubliés ou peu connus, et livrer à l'impression une œuvre volumineuse. Peut-être notre format nous eût-il valu la réputation d'un habile homme : là n'est pas notre ambition ; notre but est de présenter rapidement l'état actuel de la science sur cette branche de la pathologie, et d'attirer en même temps l'attention sur quelques considérations théoriques, qui pour n'être pas absolument neuves

1

nous semblent encore ignorées ou trop né-
gligées par l'immense majorité des praticiens. Leurs conséquences thérapeutiques
sont pourtant d'une extrême valeur; nous
voulons parler de l'électricité en rapport
avec l'organisme, et du rôle joué par ce fluide
sur la pathogénie et l'évolution des affections
du système nerveux. Des savants d'un mé-
rite supérieur ont ouvert largement la voie;
malheureusement, quelque brillantes que
soient leurs découvertes, elles sont demeu-
rées jusqu'ici dans le domaine de la spécu-
lation ; nous nous estimerons heureux si
nous avons pu contribuer à les convertir en
réalités pratiques.

DE L'INFLUENCE

DE L'ÉLECTRICITÉ

SUR LES

MALADIES NERVEUSES

On peut diviser en deux grandes catégories
l'ensemble des maladies qui affligent l'espèce
humaine ; les unes entraînent une altération de
structure que l'autopsie révèle ; les autres ne
laissent de leur passage à travers les tissus aucune trace appréciable à nos investigations.
Parmi ces dernières, il y en a qui s'accompagnent de fièvre, et affectent une marche plus
ou moins aiguë. On leur donne le nom de *Py-
rexie*. Si la marche est lente, intermittente
même, que la fièvre vienne à manquer, on les
nomme *Névroses*.

Donc, en écartant toute vue systématique, se
fondant sur l'ensemble des phénomènes fournis

uniquement par l'observation clinique, on peut dire que les névroses sont des affections à marche lente, souvent intermittente, sans caractère anatomique et sans fièvre.

Ce n'est pas que nous prétendions affirmer d'une manière absolue le caractère purement dynamique de ces maladies, la discussion de ce point intéressant de philosophie médicale sort du cadre que nous nous sommes tracé. Qu'il y ait ou qu'il n'y ait pas de vice organique précédant le trouble fonctionnel et se liant avec lui par un rapport de causalité, que nous importe? Nous voulons dire seulement que la lésion anatomique des névroses demeure inconnue; en même temps nous ferons remarquer que souvent il existe une accélération notable de la circulation et une élévation de la température normale. Mais ce mouvement fébrile n'entraîne jamais de modifications dans la composition du sang, et n'est ni assez général, ni assez énergique pour qu'on doive en tenir compte dans la constitution nosologique de ces espèces morbides.

Elles se divisent naturellement en névroses des fonctions de nutrition, névroses des fonctions de relation, névroses des fonctions de reproduction.

SYMPTOMES.

Leur expression symptomatique est extrêmement mobile et variée, et se réduit en général à des modifications de fonctions ; tantôt la
fonction est suspendue brusquement, tantôt elle
n'est que diminuée ou pervertie, quelquefois
elle se trouve au contraire exaltée. Leurs symptômes principaux ont reçu des noms particuliers, que leur extrême fréquence a transportés
du vocabulaire médical dans le langage acadé-
mique, et qui se trouvent aujourd'hui dans la
bouche de tout le monde ; mais, quelque familier
que soit le mot, la signification scientifique,
échappant à beaucoup de personnes, même ver-
sées dans notre art, nous allons en donner une
définition précise.

La *douleur* est une sensation plus ou moins
pénible fixée sur le trajet d'un nerf, ou dissé-
minée sur un espace considérable et occupant
les dernières ramifications nerveuses; c'est une
exaltation ou une perversion de la faculté de
sentir.

Le *tremblement* est une série de secousses
se succédant brusquement et contrariant les
mouvements volontaires sans les empêcher tout
à fait.

La *convulsion* est un trouble de la contractilité des muscles de la vie de relation; on lui donne le nom de convulsion tonique ou tétanos, si le muscle malade est en proie à une rigidité permanente, et de convulsion clonique ou convulsion proprement dite, si le muscle envahi est soumis à des alternatives de tension et de relâchement, de manière qu'il en résulte des mouvements alternatifs d'extension et de flexion, de supination et de pronation, etc.

Le *spasme* est la convulsion des muscles de la vie organique; le phénomène morbide désigné sous le nom de palpitations nerveuses est le type de ces sortes d'accidents.

Les paralysies sont la diminution ou l'abolition complète des facultés de locomotion ou de sensibilité.

Chaque âge de la vie exerce une influence marquée sur le développement des diverses espèces de névroses.

L'enfance est sujette à la coqueluche, au spasme de la glotte, à la laryngite striduleuse, à la chorée, etc.

L'âge adulte prédispose spécialement aux névroses des fonctions de relation et de reproduction : folie, hystérie, hypocondrie, cette hys-

térie de l'homme, d'après l'expression de Sydenham ; le priapisme, la nymphomanie , etc.

La raison de cette aptitude est trop facile à
saisir pour que nous croyions devoir nous y
arrêter. La vieillesse a le triste privilége des sur-
dités, des amauroses, des diverses paralysies
du mouvement, des névralgies sciatiques , etc.
Il est vrai de dire qu'à cette époque avancée de
la vie, l'affection nerveuse perd son caractère
éminemment dynamique; elle se lie presque toujours à une altération d'organe plus ou moins
facile à saisir. Si l'on se reporte à l'opinion du
célèbre professeur de Montpellier, Lordat , les
fonctions de nutrition seraient atteintes les premières, l'aptitude génératrice étant éteinte depuis longtemps, tandis que le sens intime (intelligence) s'accroîtrait encore aux périodes les
plus reculées de l'existence,

Contrairement à l'opinion générale, nous ne
croyons pas que le sexe féminin prédispose aux
maladies nerveuses. S'il se manifeste plus souvent des accidents spasmodiques chez les femmes, nous sommes portés à l'attribuer à toute
autre cause que le sexe (profession , tempérament, habitudes, émotions morales). Ce qui
vient à l'appui de cette manière de voir, c'est
que les hommes dont le genre de vie se rapproche de celui des femmes, présentent la même

idiosyncrasie. Nous avons vu des hommes de
lettres, des artistes, des ouvriers mêmes assail-
lis par le cortége incohérent et indéfinissable
de symptômes que les médecins du dernier siècle caractérisaient par le nom pittoresque de
vapeurs.

Le tempérament nerveux est la cause prédisposante la plus énergique : tout le monde en
connaît le type. Cheveux noirs ou châtains ;
tégumens pâles, secs ; tissu cellulaire peu abondant ; reliefs musculaires assez bien dessinés ;
système veineux très saillant, imagination vive,
mobilité de la pensée, fréquence d'accidents
nerveux.

Les professions sédentaires, celles surtout qui,
mettant en jeu l'intelligence et la passion, exaltent le système nerveux et altèrent l'harmo-
nie des fonctions de relation au préjudice des
fonctions nutritives, en sont la source la plus
féconde et la plus désastreuse. Qui de nous n'a
connu un homme de lettres, un artiste, un
homme de cabinet qui n'ait sa névralgie, sa migraine, ses palpitations ? A cela nous devons
joindre certaines industries insalubres, les fa-

briques de céruse, les manufactures de tabac, etc.

Nous devons mentionner encore le séjour dans les grandes villes avec le genre de vie qu'il comporte. Vie opulente et oisive, excitation, lectures émouvantes, théâtres, bals ; violation presque permanente des lois de l'hygiène : en un mot tout ce qui peut amener une perturbation brusque de l'économie ; frayeur, émotion, joie excessive, tout ce qui, tendant à appauvrir le sang, concourt au développement de ces maladies.

PRONOSTIC.

L'issue de ces maladies est variable suivant les espèces ; les unes ont une durée assez limitée ; d'autres, tendant à s'éterniser, empoisonnent l'existence tout entière ; quelques-unes amènent brusquement la mort (spasme de la glotte, angine de poitrine). On a vu des malades, fatigués d'une vie toute de souffrances, attenter à leurs jours (névralgies).

NATURE

DES

MALADIES NERVEUSES

Avant d'aborder cette branche difficile de la
science, nous avons besoin de présenter quelques considérations sur la philosophie médicale
et d'exposer notre foi scientifique à cet égard.
De tout temps l'esprit humain a cherché avec
un rare sentiment de convoitise à pénétrer le
mystère de l'économie vivante. Quoi de plus
séduisant en effet que la perspective d'enfermer
dans une formule générale l'ensemble des phénomènes de la santé et de la maladie. Mais pour
atteindre à l'incommensurable hauteur de cette
synthèse sublime, il fallait commencer par l'a-
nalyse minutieuse, complète, mathématique de
la vie. Or, un pareil travail est encore impossible aujourd'hui. Aussi les divers systèmes
qui ont régné dans les écoles avec des fortunes
diverses : solidisme, humorisme, méthodisme,
chimiatrie, cabale, etc., ont-ils disparu sans re-

tour. Que dire de l'Ενορμον des anciens, de l'archée de Van Helmont, de l'âme de Sthal, de l'*impetum faciens* de Boerhaave ? Toutes ces théories n'offrent qu'assertions gratuites, hypothèses absurdes ou contradictoires, pétitions de principe, tautologies.

Aussi quand Pline dans l'antiquité, et à une époque plus rapprochée de nous, quand Montaigne et Molière traînant en public la robe doctorale l'exposaient sans pitié aux sarcasmes et aux risées de la foule, nous le disons avec douleur, la vérité était au camp de l'ennemi. Heureusement qu'à toutes les époques de l'histoire médicale, de sages esprits, ennemis de l'erreur et du système, se renfermant rigoureusement dans l'observation et l'expérimentation cliniques, perpétuaient à travers les siècles la tradition hippocratique et léguaient à la postérité des livres immortels. Ce sage empirisme domine la génération médicale actuelle, et nous nous faisons gloire d'appartenir à cette école fondée il y a trois mille ans par Hippocrate et honorée par Arétée, Galien, Bacon, Sydenham, Huxam, Baglivi, etc.

Est-ce à dire qu'il faille rejeter systématiquement toutes les explications de détail que les sciences voisines peuvent nous fournir ? Ce serait aller d'un écueil à l'autre, aujourd'hui sur-

tout que le mouvement scientifique du xixe siècle
est venu jeter un jour immense sur les ténè-
bres de la physiologie. C'est pour cela que nous
venons exposer quelques applications de physique à la théorie des névroses, et chercher à
soulever, s'il est possible, un coin du voile qui
les dérobe encore à nos yeux.

L'observateur des temps les plus reculés, avait
constaté l'intime relation qui existe entre le
calorique et la dynamique animale, il en avait
même tellement apprécié l'importance qu'il avait
attribué à son abaissement dans l'organisme une
classe de maladies, nombreuses, multiformes
occupant la majeure partie du cadre nosologique d'alors ; l'immense groupe désigné sous
le nom vague de rhumatisme, la plupart des
phlegmasies n'étaient pour les anciens que l'effet immédiat du froid. Aussi la plupart de leurs
procédés thérapeutiques n'avaient pour but que
de modifier l'état calorifique de l'individu.

Que font encore nos boissons chaudes ou
froides, nos excitants et nos sédatifs ? L'action
vivifiante de la lumière n'avait pas échappé non
plus à leur sagacité : ils connaissaient les mouvements singuliers désignés sous le nom de ré-
veil et de sommeil des plantes, et l'action néga-
tive de l'obscurité sur le règne végétal ; ils
avaient pu apprécier dans les rues étroites des

cités, dans les habitations basses et mal éclai-
rées du moyen âge, ce développement si incom-
plet des populations, cet étiolement général de
l'individu, cet abaissement caractéristique du
chiffre normal de la vie, résultant du jeu incom-
plet de toutes les fonctions qu'ils désignaient
sous le nom vague de cachexie et que l'on re-
trouve encore aujourd'hui dans quelques quar-
tiers du vieux Paris. Aussi dans le traitement
de ces sortes d'affections, l'insolation jouait et
joue encore le premier rôle.

Ainsi, de temps immémorial, l'influence de
l'agent impondérable sur la matière organisée
vivante est un fait incontesté ; son emploi thérapeutique domine toutes les méthodes et se place
au premier rang. En invoquant l'analogie, nous
pourrions réclamer une égalité d'action pour l'é-
lectricité, ce fluide suprême, générateur de tous
les fluides, qui les résume et les remplace ; ce
véritable *alma parens rerum* des poëtes, ce *nisus
formativus* rêvé par les philosophes d'autrefois,
présidant à l'origine de toute évolution organique et de tout phénomène physique, à titre de
principe ou d'effet. Nous pourrions, sans crainte
d'être contredit, le placer au sommet de l'é-
chelle des agens thérapeutiques, immédiatement au-dessus de la lumière et de la chaleur ;
nous pourrions mettre en œuvre l'argument

des causes finales et montrer que la nature pré-
voyante a multiplié ses sources à l'infini. Un
simple changement de température, le contact
de deux substances hétérogènes, le choc, le
frottement, l'évaporation, une réaction chimique quelconque suffisent pour en dégager des
quantités très-notables. Il suffirait d'analyser
rapidement le jeu de nos organes pour le montrer ruisselant, pour ainsi dire, au sein de
nos tissus. Nous pourrions démontrer que les
phénomènes chimiques de l'hématose, et l'évaporation constante des liquides versés à la
surface de la peau par la transpiration insen-
sible, suffisent pour en imprégner toute l'économie. D'ailleurs, tous nos organes, vaisseaux,
muscles, nerfs, viscères, ne sont-ils pas en-
tourés d'une atmosphère de tissu cellulaire,
substance éminemment isolante et qui serait
parfaitement sans raison d'être en dehors de
notre théorie. Toute cette accumulation de
preuves irrécusables est aujourd'hui inutile.

L'expérimentation est venue démontrer directement l'existence des courants électriques, et,
le galvanomètre à la main, en suivre la direction, en mesurer l'intensité et la vitesse ; et,
chose plus remarquable encore, M. Dutrochet,
en amenant les deux rhéophores dans de l'eau
albumineuse, a vu la fibre animale dans le champ

du microscope s'organiser ou se dissoudre, suivant la disposition des pôles.

Avant d'exposer avec quelques détails ces admirables conquêtes du génie moderne, qu'on nous permette quelques réflexions. Pour quiconque connaît la lenteur de l'esprit humain dans la voie du progrès, l'aversion systématique des médecins pour les sciences positives et leur invincible tendance vers les idées spéculatives, la date récente de la découverte de l'électricité dynamique, il est peu étonnant que ces faits élémentaires aient passé inaperçus jusqu'à nos jours. Lorsque Galvani eut révélé au monde savant les mouvements de la grenouille en rapport avec l'arc métallique, il y eut un moment de vertige en Europe ; on crut avoir trouvé le mot de l'énigme, et bien des personnes pensèrent sérieusement que l'animal était une pile et la vie un courant.

Cette théorie, nous devons le dire, rencontra en France de redoutables adversaires et n'y eut jamais qu'un succès incertain. Plus tard, quand elle s'écroula devant les expériences de Volta, il y eut un mouvement de réaction, et ce genre de recherches tomba en discrédit. L'esprit humain est ainsi fait : il craint de s'engager dans une voie qui a déjà conduit à l'erreur.

Tranquillas etiam naufragus horret aquas.

Aussi, tandis qu'on poursuivait avec acharne-
ment l'étude des propriétés physiques et chimiques de l'agent nouveau et qu'on arrivait
à d'admirables conséquences scientifiques et
industrielles, les propriétés physiologiques
étaient à peine effleurées. Pour être juste,
nous devrions néanmois en faire remonter
l'étude aux expériences du célèbre professeur de Bologne et en suivre le développement jusqu'à nos jours.

L'existence du fluide électrique dans l'économie est donc un fait hors de doute. Son action,
ou du moins une partie de son action, ressort
suffisamment de l'étude abstraite de ses propriétés. Nous ne prétendons pas donner une
théorie complète de la vie. Loin de nous l'idée
absurde d'imputer à cet agent un rôle exclusif
dans l'explication de la plupart des phénomènes
de la vie de relation. Nous savons que la pensée
et les autres produits immatériels du *moi humain* se passent dans des régions inaccessibles à
notre faible conception. Mais on nous accordera
sans peine que la puissance chimique bien connue de l'électricité concourt activement à l'acte
complexe de la nutrition, à la production des
diverses secrétions, à l'élaboration des liquides
destinés à l'entretien de l'individu. Si nous
osions hasarder une hypothèse, nous dirions

que le fluide, dégagé abondamment dans toutes
les parties de l'organisme sous l'empire de
l'action calorifique, des frottements, des trans-
formations chimiques, est récolté par les dernières ramifications nerveuses, transmis aux
troncs principaux et conduit aux centres cé-
phalo-rachidien et ganglionnaire, que, de là,
mis en mouvement par un moteur inconnu, il
rayonne dans toutes les directions, pénètre jusqu'aux espaces intermoléculaires, et y préside
au double travail d'absorption et d'exhalation,
dont l'intégrité constitue le jeu régulier des organes et l'entretien de la santé. Ce qui confirme
cette manière de voir, c'est la tendance exces·
sive du fluide électrique à suivre les conducteurs
nerveux, et à se distribuer aux masses musculaires, qu'ils alimentent, quelle que soit la
profondeur de leur situation. Qu'on ne nous
objecte pas l'embarras résultant d'un seul trajet
nerveux parcouru par des courants dirigés en
sens contraire, l'objection tomberait d'elle-
même pour quiconque connaît l'extrême facilité
avec laquelle l'électricité glisse sur les surfaces.
D'ailleurs, la structure du nerf avec sa double
enveloppe et son canal central, telle que M. Ro-
bin l'exposait récemment à l'Institut, fourni-
rait un argument en notre faveur. Il est facile
de concevoir le nerf comme un système de deux

courants concentriques enveloppés par une couche isolante et pouvant, par cela même, être
le siége d'un courant excentrique dans un de
ces espaces et d'un courant concentrique dans
l'autre. Que si quelqu'un s'étonnait de voir les
troncs nerveux servir de véhicule à un agent
impondérable, nous lui rappellerions le fait si
connu, quoique récent, de l'abaissement de
température dans les organes par suite de la
section de filaments du grand sympathique.

Quelque cas qu'on veuille faire de cette théorie, où nous ne voyons nous-même qu'une manière de concevoir et de coordonner des faits
acquis, il demeure toujours démontré que les
tissus des animaux, sont parcourus par des
flots incessants d'électricité, et que les actes secondaires de le nutrition se trouvent fatalement
placés sous la dépendance de cet agent, non
moins que sous la dépendance de la chaleur.
Or, s'il est admis en pathologie, qu'un groupe
naturel de maladies nombreuses se lie fatalement aux modificactions calorifiques de l'individu, est-il rationnel de penser que les modifications électriques entraînent une pareille série
de désordres? Poser une pareille question, c'est
la résoudre.

Si l'électricité préside ou sert simplement à
la crase des humeurs, un afflux plus ou moins

considérable de cet agent doit entraîner des
modifications morbides ayant une expression
plus ou moins variée. Nous allons chercher à
déterminer l'influence qu'exerce le galvanisme
sur l'action nerveuse, en d'autres termes à rattacher à cette cause le groupe symptomatique
qu'on désigne généralement sous le nom de
Névroses.

Nous espérons, sinon fonder exclusivement
cette série nosologique sur cette étiologie nouvelle, du moins montrer qu'il y a corrélation
intime entre l'état électrique de l'individu et la
présence des accidents nerveux.

A l'appui de cette thèse, nous invoquerons
des considérations de plus d'une nature; nous
puiserons notre premier argument sur l'obscurité même de la lésion anatomique dans ces
sortes d'affections. Dans notre hypothèse il
doit en être ainsi: la cause dont nous parlons
s'adressant toujours à la molécule constituante,
aux mouvements atomiques imperceptibles d'é-
laboration des corpuscules élémentaires. Nous
pourrions faire valoir encore l'intermittence des
accidents, mais nous aimons mieux interroger
immédiatement le symptôme. Prenons la maladie nerveuse dans son expression la plus simple,
la névralgie. Si l'on comprime le nerf douloureux
pendant le paroxysme, tout le monde sait qu'il

y a en général diminution de la douleur. Or, ne
peut-on pas dire que la compression énergique
est venue , sinon arrêter, du moins modifier le
courant électro-nerveux ? Les anciens , avec
leur admirable instinct d'observation, avaient
constaté un afflux , une accumulation d'un
agent non défini amenant une congestion de
fluides , bien évidente dans les névralgies superficielles, et consigné le résultat de cette
doctrine dans cet axiome souvent répété :

Ubi stimulus. ibi fluxus , ubi fluxus ibi dolor :
d'autre part , tout ce qui peut comprimer un
nerf sain : anévrisme, hygroma, exostose, etc.,
amène une névralgie au-dessous du nerf com-
primé. Ne voit-on pas ici une accumulation de
fluide provenant des parties inférieurement si-
tuées. Si nous passons de là aux névroses plus
complexes, les raisons se multiplient, les preuves pour ainsi dire s'accumulent. Il nous serait
facile de faire voir que les accidents se lient
toujours à des troubles dyscratiques. — Qui
n'a remarqué la sécheresse de la peau et des
divers appareils de sécrétion chez les individus en proie à un accès de migraine ou d'hystérie. Les auteurs citent comme un phénomène
constant, la coïncidence de la cessation des accidents avec un mouvement de fluides, urine ,
larmes, sueurs; ou, si l'on aime mieux, la coïn-

cidence de la terminaison avec l'intervention de la cause, qui tient les sécrétions sous sa dépendance.

Tous les malades atteints de névroses, les individus en proie à cet état particulier considéré comme le prodrome spécial des maladies nerveuses, et décrit de nos jours avec tant de soin sous le nom de mobilité nerveuse, les individus à tempérament nerveux, exagéré, éprouvent un malaise marqué sous l'influence de l'état électrique de l'atmosphère. Les spasmes, les étouffements, un vague sentiment d'inquiétude, les frayeurs, etc., acquièrent une intensité incroyable aux approches d'un orage ou dans le voisinage d'un nuage fortement électrisé. Les animaux eux-mêmes sont soumis à cette influence, et la traduisent par des signes visibles de frayeur et de souffrance. Nous pourrions citer ici le langage métaphorique du monde, qui rappelle toujours l'idée de l'électricité dans la description du spasme ou de la soudaineté de l'accès dans certaines névroses.

Nous allons passer en revue maintenant les diverses méthodes de traitement en honneur depuis l'antiquité jusqu'à nos jours, et examiner si, parmi les divers procédés sanctionnés par l'expérience, il n'en est pas qui reposent sur des actions électriques inconnues.

Mentionnons d'abord un fait capital dans la thérapeutique des affections nerveuses. La fièvre fait cesser le spasme : *febris spasmos solvit ;* et, sous le nom de spasme, les anciens comprenaient presque tous les accidents nerveux que nous connaissons. Aussi, l'action physiologique des médicaments dits antispasmodiques, consiste-t-elle en une excitation marquée, une véritable fièvre passagère ; nous citerons en particulier les éthers, l'esprit de Mindérer, le musc, le camphre, etc.

Dans ce double phénomène d'élévation de température et d'accélération de la circulation sanguine, on ne peut se refuser à voir une augmentation, une exagération des causes principales qui produisent évidemment l'électricité animale. Pour s'en convaincre, il suffit de se rappeler qu'à tout état fébrile correspondent des frottements plus énergiques, des chocs plus répétés et une activité plus grande des fonctions de sécrétion et d'exhalation. On sait, d'autre part, que les affections entraînant un appauvrissement du sang, chlorose, anémie, cachexies, s'accompagnent de troubles nerveux fréquents et variés. *Sanguis moderator nervorum*. L'animal qu'on vient de saigner expire dans les convulsions, et les derniers vestiges de vitalité se traduisent encore après la mort

par un spasme généralisé des tissus. Il y a, en
effet, brusque interruption de la source princi-
pale des courants. Les Chinois emploient de
temps immémorial l'acupuncture dans le traitement des contractures et des diverses paralysies. Cette méthode, introduite en Europe et un
peu trop négligée de nos jours, a rendu des
services incontestables dans la thérapeutique
des tremblements, des chorées partielles, etc.
Les notions élémentaires de physique suffisent
pour indiquer le mode d'action de cette manœuvre : ce n'est autre chose qu'une série de courants voltaïques dirigés sur le trajet du nerf
affecté.

De nos jours, les tentatives d'application ont
été nombreuses. L'école rasorienne surtout a
montré un louable empressement, et déployé un
zèle et une activité remarquables pour l'étude
des propriétés physiologiques et thérapeutiques
de l'électricité dynamique et statique. Nous
constatons les succès très-réels, obtenus par
l'usage du bain électrique et de la simple commotion que les médecins italiens ont expérimenté.

La cessation radicale, immédiate et presque
immanquable de la douleur dans les sciatiques
les plus intenses, est un fait trop connu et trop
commun pour qu'il faille s'y appesantir. Nous sa-

vons qu'on explique le fait en invoquant l'axiome
thérapeutique : *Duobus laboribus simul obortis
in eodem loco vehementior obscurat alterum.* Mais
nous nous permettrons de faire remarquer que
obscurcir, amoindrir, n'est pas anéantir ; d'ailleurs, avec les manœuvres les plus douloureuses, le cautère actuel, le moxa, par exemple,
arrive-t-on au même résultat ? Evidemment,
l'action nerveuse dans ses rapports avec le fluide
électrique est ici mise à nu.

Enfin, en dernier lieu, devons-nous parler de
cette forme nouvelle du galvanisme due au génie de Faraday? Grâce aux travaux bien connus
d'un expérimentateur habile, du concours em-
pressé des praticiens les plus distingués de la
capitale et à l'assentiment unanime des corps
savants du monde entier, le courant d'induction
est devenu un des instruments les plus énergiques de guérison et le plus fécond que la
science ait mis aux mains du médecin. Les paralysies, les troubles divers du mouvement et
de la sensibilité, cette redoutable maladie qui,
dans ses diverses formes, est infiniment plus
redoutable que ne le croit le vulgaire des médecins, l'atrophie musculaire progressive, ont dé-
sormais trouvé un spécifique certain.

En résumé, éliminant toute hypothèse pour
nous enfermer dans le domaine exclusif des

faits, nous pouvons conclure que l'électricité
animale existe dans l'économie animale à titre
de produit et de moteur des systèmes de relation et de nutrition ; qu'à ces diverses modifications correspondent des maladies nombreuses, analogues aux affections développées sous
l'action de la chaleur et du froid Que l'observation clinique et les procédés thérapeutiques
de tous les temps et de toutes les écoles ten-
dent à établir que ces maladies sont les névroses ; que l'électricité a le privilége, de les guérir
souvent, de les améliorer toujours.

TRAITEMENT.

La prophylaxie des névroses se fonde sur une
hygiène spéciale, et intéresse surtout l'habitant
des villes. Elle comprend des préceptes négatifs
et des préceptes positifs. En premier lieu, nous
conseillerons d'éviter l'abus des émotions tristes, pénibles, que procurent les théâtres, la lec-
ture des romans, etc.; se garder, s'il est possible, de trop s'impressionner à la suite des
chagrins domestiques et des mille contrariétés
qu'on trouve dans la vie ; fuir la colère : *Curas
tolle graves, irasci crede profanum*, disait l'é-
cole de Salerne. L'usage immodéré du café, des
liqueurs alcooliques et, en général, de tous les

excitants du système nerveux, l'abus du coït ou
des jouissances solitaires doivent être rigoureusement proscrits. D'autre part, nous conseillerons à l'habitant des villes, à celui surtout
que ses travaux attachent dans l'intérieur d'un
cabinet, les promenades au grand air et à la lumière, l'exercice fréquent, l'usage de bains généreux, et surtout des électrisations. Ce pro-
cédé thérapeutique a pour résultat une série de
contractions musculaires dont l'influence est
éminemment salutaire à la santé. C'est, comme
on le dit, de la gymnastique au repos. Nous
prescrirons en même temps l'usage de bains
chargés de substances médicamenteuses, qui
réagissent chimiquement sur les éléments des
tissus, en dégagent une nappe électrique, inon-
dant toute la surface du corps: enfin, nous rappellerons l'axiome hyppocratique :

Labor, cibus, potio, somnus, venus, omnia mediocria.

Le traitement thérapeutique des névroses,
pour être institué convenablement, doit être
précédé de l'examen sérieux des causes et de la
marche de la maladie. Si les accidents nerveux
peuvent être attribués à un appauvrissement
du sang, le fer et les toniques en font justice ;
s'ils sont franchement périodiques, on a recours

au sulfate de quinine à haute dose, employé
seul ou associé aux antispasmodiques.

Mais si la maladie est essentielle, que sa marche exclue la médication quinique, on a l'habitude de recourir à l'emploi des substances dites
antispasmodiques. Cette classe de médicaments
est nombreuse, et peut se diviser en excitants,
dont nous avons plus haut exposé le mode d'action, et en médicaments fétides (valérianes,
gommes-résines des ombellifères, etc) ; la première classe renferme l'éther, les fleurs d'oranger, le musc, le castoréum, le camphre, les la-
biées aromatiques, etc. Quelques médecins ont
cherché à spécialiser l'action des médicaments,
à leur attribuer une action nosocratique, spéciale contre un symptôme donné ou un groupe
de symptômes ; mais cette théorie, qu'aucun rai-
sonnement ne peut justifier, tombe devant l'expérimentation clinique. Très-souvent le praticien épuise la série des antispasmodiques et de
leurs combinaisons, sans obtenir le moindre
amendement des accidents morbides, et abandonne complètement le malade au décourage-
ment et au désespoir.

Si l'on se rappelle ce que nous avons dit plus
haut sur l'action de l'électricité dans l'organisme, on voit que dans ces cas opiniâtres il
reste encore une ressource au médecin, un

éspoir au malade. Nous voulons parler des modifications électriques artificielles. En cela nous ne comprenons pas seulement le bain électrique de l'école italienne, la commotion produite par la bouteille de Leyde, l'application des courants voltaïques ou d'induction, mais l'ensemble des moyens que nous fournit la science pour éveiller dans l'économie un stimulus éléctrique plus considérable. Or, ces moyens sont nombreux et variés. Jusqu'ici, on s'est adressé seulement aux moyens physiques qui sont les plus incommodes, c'est-à-dire à l'électricité produite par les machines. On ne s'est pas souvenu qu'en mettant au contact de nos tissus diverses substances pouvant réagir entre elles ou sur eux, on créait une source électrique au sein de l'organisme et aux points mêmes où il faut faire arriver le fluide. Peut-être la plupart des médicaments célèbres, fer, antimoine à haute dose, oxyde de zinc, n'agissent-ils que par ce mécanisme. Les bains alcalins, sulfureux, etc., nous semblent agir de même. Mais la combinaison de ces moyens, qui permet seule d'espérer un succès, s'appuie sur des considérations si variées qu'il n'est pas possible de rien dire de général à ce sujet ; c'est au médecin à la formuler d'une manière spéciale en vue de chaque cas particulier. Nous ne devons pas dissi-

muler que cette tâche n'est pas exempte de difficultés; et souvent après avoir tenu compte du
symptôme, de la cause, de l'âge, du sexe du
malade, de l'idiosyncrasie, le praticien le plus
sagace sera forcé d'ouvrir le traitement par une
expérimentation préalable, par de sages tâton-
nements. Cette lenteur prudente est en confor-
mité avec la pratique des grands médecins de
tous les temps : *Non tam cito quam tuto.*

CLASSIFICATION.

La distribution méthodique des névroses en
genres et en espèces, présente toutes les difficultés inhérentes à tout essai de classification
nosologique. Si l'on cherche à les rattacher aux
diverses fonctions de la vie animale ou végétative, on ne tarde pas à s'apercevoir que certaines espèces se dérobent à toute systématisation,
ou plutôt peuvent indifféremment se rapporter
à plusieurs ou à toutes les fonctions. Une classification purement symptomatique présente les
mêmes inconvénients. Où classer l'hystérie, par
exemple, dont la symptomatologie est si complexe et si variée. L'étiologie est trop obscure
dans la plupart des cas pour pouvoir servir de
base; aussi nous n'attachons qu'une importance
secondaire à cette partie de notre ouvrage.
Nous établirons une première coupe d'après la

complexité ou la simplicité de l'expression symptomatique, et nos divisions secondaires reposeront sur des considérations anatomiques ou physiologiques. Une pareille ordonnance n'est pas à l'abri de tout reproche, mais nous pensons que c'est encore celle qui se prête le mieux à la distribution des genres et des espèces.

Le premier genre comprendra les névroses qui ne présentent qu'un seul symptôme, ou dont l'un peut être considéré comme fondamental, vu son intensité, sa fréquence, la gravité de sa nature, et les autres, comme des épiphénomènes ou des conséquences : névralgies, éclampsie, spasmes de la glotte, paralysie du sentiment, tétanos, chorée.

La deuxième catégorie comprendra les névroses dont l'expression symptomatique, aussi complexe que variable, semble attaquer successivement ou simultanément plusieurs fonctions. Elle se divise à son tour en névroses affectant spécialement l'appareil de nutrition, gastroentéralgie, hypocondrie, asthme, chlorose, etc., et en névroses affectant particulièrement l'appareil reproducteur, hystérie avec ses divers éléments.

Enfin, faisant une part légitime à l'étiologie, nous constituerons un troisième groupe avec les affections nerveuses symptomatiques de cer-

tains empoisonnements, folie alcoolique, mercurialisme, intoxication saturnine :

1º Névroses élémentaires, comprenant spécialement les affections se rattachant aux fonctions de relation :

Névralgie de la face intercostrale, sciatique, car-
diaque, etc.; éclampsie des enfants, puerpérale, attaques de nerfs, spasme de la glotte, asthme aigu de millar, coqueluche, paralysies du sentiment, essentielles,
symptomatiques, paralysies essentielles du mouvement symptomatique, chorée partielle, générale, ma-
nies ?

2º Névroses complexes, comprenant particulièrement les affections dépendant des appareils nutritifs et reproducteurs :

Gastralgie, entéralgie, hypocondrie, asthme essentiel, chlorose, hystérie.

3º Névroses symptomatiques, reconnaissant
un empoisonnement général pour cause :

Mercurialisme, intoxication saturnine, alcoolisme,
folie alcoolique.

Gastralgie.

Les auteurs contemporains ne sont pas d'accord sur la constitution clinique de la gastralgie. Les uns entendent seulement par ce mot une douleur résidant à la région épigastrique, et d'autres lui attribuent un sens beaucoup plus vaste. Sous cette dénomination, ils comprennent un état morbide complexe de l'estomac, reconnaissant des causes diverses, ayant un appareil multiple de symptômes, que les anciens et quelques modernes considèrent individuellement comme autant de maladies distinctes. Certains médecins de notre époque rapportent ce groupe symptomatique à l'inflammation, et considèrent la maladie qui nous occupe comme une gastrite chronique. Nous ne nions pas que les accidents gastralgiques puissent succéder à une gastrite aiguë, mais, le plus souvent, on la voit se développer spontanément, insensiblement et sans aucune trace d'inflammation. D'ailleurs, ne pensant pas que la science ou la thérapeutique ait quelque chose à gagner à cette trop minutieuse analyse des symptômes, nous considérons la gastralgie comme une affection

des plexus nerveux de l'estomac, se caracté-
risant par des troubles digestifs divers, se développant spontanément ou accompagnant certaines maladies ou même certains états physiologiques, (maladies aiguës, hystérie, chlorose
grossesse); ses principaux symptômes sont :
l'anorexie, les nausées, les vomituritions, le
vomissement, la gastrodynie ou cardialgie, la
polydipsie, l'œsophagisme, la boulimie, le pica,
la malacie, le pyrosis ou fer chaud, etc. Tantôt
ces symptômes existent isolément et tantôt
combinés deux à deux, trois à trois, etc. Souvent
ils disparaissent pour quelques temps et sont
remplacés par d'autres troubles analogues. Nous
devons dire en même temps que la plupart de
ces symptômes se manifestent de préférence
suivant la cause de l'affection ; ainsi, l'anorexie,
les nausées, les vomissements, la polydipsie,
accompagnant de préférence les maladies aiguës;
le pica, la malacie, affectent surtout les femmes
enceintes, tandis que la boulimie, la gastrodynie
se montrent plutôt dans les gastralgies symptomatiques de l'hystérie et de la chlorose, nous
ne pensons pas d'ailleurs qne l'expression symptomatique puisse seule caractériser la forme
sthénique ou asthénique de la maladie. Il est vrai
que dans l'immense majorité des cas, les éléments
de diagnostic différentiel ne font pas défaut.

La plupart des symptômes que nous avons mentionnés sont si connus que nous ne ferons que les indiquer. L'anorexie est la perte permanente de l'appétit; chez les individus atteints de cette affection, la faim est une sensation inconnue, elle persiste quelquefois plusieurs années sans entraîner d'accidents plus graves lorsqu'elle existe seule ; mais le plus souvent elle s'accompagne de symptômes plus fâcheux. Il suffit de rappeler qu'elle diffère du dégoût des aliments pour que la distinction soit facile.

La nausée, vulgairement mal de cœur, est le prodrome souvent infaillible du vomissement. Tout le monde connaît ce dernier phénomène et la différence qui existe entre lui, la vomiturition et la régurgitation.

La gastrodynie est une douleur quelquefois obtuse, quelquefois très vive, siégeant à la région épigastrique et se développant sous l'influence de la digestion stomacale ou à la suite d'une abstinence prolongée. Rien n'est variable comme son intensité, sa durée et son mode de traitement·

La polydipsie est une exagération de la soif inévitable dans les maladies aiguës; elle est quelquefois simptomatique d'une affection grave (diabète sucré), plus rarement elle persiste pendant plusieurs années sans entraîner de dérangement notable de la santé.

L'œsophagisme est une constriction spasmodique de l'œsophage, rendant extrêmement douloureux ou même impossible l'acte de la déglutition ; il constitue une des formes de la dysphagie : ce phénomène est rare et se montre à titre d'élément dans les névroses plus complexes (hystérie, hypocondrie).

La boulimie est une exagération considérable de la faim, un besoin impérieux de manger alors même que l'estomac est plein.

. Le pica et la malacie sont des aberrations de l'appétit donnant lieu l'un à une préférence exclusive et morbide portant sur certaines substances alimentaires (vinaigre, salade, café) : l'autre sur des substances non alimentaires ou même repoussantes (araignées, mouches, excréments).

Le pyrosis est une sensation plus ou moins intense de brûlure partant de l'épigastre, irradiant le long de l'œsophage, aboutissant à l'arrière-gorge et s'accompagnant d'un flot de liquide âcre et brûlant.

Ce symptôme est dû problament à un dégagement insolite d'acides dans la cavité gastrique. Quand à sa marche elle est longue. et ces divers troubles de la digestion amènent à la longue un état cachectique particulier.

Les malades sont amaigris, tristes, analysant avec un soin minutieux leurs souffrances et

cherchant même à les exagérer. Il n'est pas
rare d'observer en même temps un dérangement plus ou moins notable des fonctions intellectuelles et quelquefois même une véritable
hypocondrie. On conçoit que la mort puisse
être le résultat des diverses complications
qu'amène la cachexie ; néanmoins ce cas est
rare : ordinairement après un temps assez
long, la maladie cède aux efforts combinés
d'un régime diététique et thérapeutique sage-
ment dirigé.

CAUSES.

En premier lieu nous devons citer les écarts
de régime, les excès alcooliques, l'usage immodéré du café, une nourriture trop succulente.

Plures crapulá quam gladio.

D'autre part une nourriture insuffisante ou
malsaine, l'usage d'aliments renfermant peu de
substances alibiles sous un volume très-con-
sidérable, les excès de travail, certaines maladies, hystérie, chlorose, hypocondrie, gastrite.

La grossesse s'accompagne aussi très souvent
d'accidents gastralgiques très opiniâtres pendant tout le temps de sa durée. Le cancer de
l'estomac débute toujours par des symptômes

de gastralgie. On sait que toutes les maladies
fébriles présentent le cortége de troubles digestifs, anorexie, vomissement, nausées, soif.

PRONOSTIC

Affection grave par sa durée, par le ravage
qu'elle exerce sur tout l'organisme et par la
menace des récidives qui sont malheureusement trop fréquentes.

TRAITEMENT

La première indication est de saisir les
causes ; celles qui se lient à l'existence d'une
chlorose, d'une hystérie, disparaissent sous
l'influence du traitement spécial de ces maladies Il en est de même des troubles nerveux
qui accompagnent la grossesse. *Sublata causa,
tollitur effectus.*

Quant aux gastralgies essentielles, on doit
avoir égard à la nature sthénique ou asthénique de la maladie, à l'état général, et à la
prédominance de l'espèce symptomatique. Au
premier chef, se rapporte le régime diététique,
qui doit être essentiellement tonique et analeptique chez les malades qui ont souffert sous

le rapport de l'alimentation, et légèrement altérant chez les individus qui ont abusé. Aux premiers, on conseillera les viandes blanches, les vins généreux coupés avec l'eau de seltz ; aux seconds, on recommandera de préférence le lait, les potages, les légumes frais, sans toutefois proscrire ni le vin, ni les viandes légères, et en évitant soigneusement une diète trop rigoureuse. L'état général nécessite souvent les amers, les ferrugineux, les alcalins, l'usage de frictions sèches, aromatiques, révulsives même, des bains, etc.

Le traitement local varie suivant la nature des symptômes. On combattra les nausées et les vomissements par les boissons acidulées, la glace dans la bouche, les absorbants, l'opium, etc. La gastrodynie se combat par les diverses formes de la médication calmante. Nous rappellerons seulement qu'on doit être excessivement sobre à l'égard des opiacés ; cette substance, on le sait, provoque à la longue une dyspepsie opiniâtre.

Le pyrosis étant dû à un dégagement d'acides dans l'estomac, cède assez rapidement à l'administration des absorbants et des alcalins, magnésie, bicarbonate de soude, sous-nitrate de bismuth, charbon, etc.

Les autres symptômes ne réclament pas de traitement spécial.

En résumé, nous dirons que le traitement des gastralgies proprement dites revient à ceci : prescrire un régime légèrement analeptique, exciter vigoureusement les fonctions de la peau, appliquer à chaque symptôme une médication appropriée. Dans le cas où la maladie persiste malgré la mise en œuvre intelligente de ces moyens de guérison, on doit recourir à l'emploi de l'électricité, soit en appliquant le courant d'induction aux trajets nerveux qui peuvent le conduire aux plexus affectés, soit en ingérant directement dans l'estomac des substances métalliques qui, par leur simple contact, peuvent donner lieu sur place à des courants voltaïques et être plus tard éliminés par le travail de la digestion. Mais ces diverses opérations exigent une habitude qui les met seulement à la portée des hommes spéciaux.

Entéralgie.

SYMPTOMES.

L'entéralgie complique assez souvent la gastralgie et a plus d'une analogie avec cette dernière ; c'est ce qui nous engage à en dire ici
quelques mots , nous réservant d'être plus ex-
plicite en traitant de l'hypocondrie dont la
névrose intestinale est un élément essentiel.
Aussi nous ne parlerons ici que de la forme douloureuse de cette affection , en d'autres termes
de l'affection qu'on désigne vulgairement sous
le nom de colique nerveuse. Elle débute en général par une violente douleur siégeant le plus
souvent au voisinage de l'ombilic ; elle est intermittente, et les paroxismes atteignent quelquefois une intensité déplorable, forçant le
malade, comme dans l'iléus, à prendre les pos-
tures les plus bizarres ; il y a un mouvement
fébrile modéré, quelquefois des vomissements,
presque toujours de la constipation. La douleur est quelquefois assez intense pour jeter le
patient dans un état de prostration inquiétant
pendant les intermissions ; généralement elle
se termine par la guérison au bout de quelques

jours, et fréquemment, à la suite de phénomènes critiques, sueurs, selles diarrhéiques, etc.

CAUSES.

Ecart de régime, indigestion, froid, chaleur
excessive, ingestion de substances astringen-
tes, causes des névralgies en général.

Le diagnostic offre quelques difficultés, l'affection peut en effet être confondue avec un
rhumatisme des parois abdominales, une colique saturnine, un étranglement, une colique
néphrétique ou hépatique, une entérite, etc.
— Ce n'est qu'en excluant successivement ces
diverses affections, vu l'absence des signes qui
leur sont propres, qu'on arrive à la connaissance de l'entéralgie proprement dite.

TRAITEMENT.

Le traitement se réduit à ceci : rétablir le
cours des sécrétions, notamment celui des
déjections alvines; calmer la douleur par les
anodins ; l'opium en lavement, en cataplasmes
ou à l'intérieur, et surtout la belladone et les
autres solanées vireuses nous semblent mer-
veilleusement propres à combattre cette affection.

Névralgies.

Chaussier a désigné sous ce nom une douleur plus ou moins vive siégeant sur le trajet d'un nerf ou de ses ramifications.

L'école de Broussais considérait ces maladies comme des névrites, et l'un des partisans les plus connus de cette doctrine, M. Roche, les rapporte à une affection particulière, mal défi-nie, qu'il appelle irritation nerveuse. Néanmoins, nous devons dire que la théorie de Chaussier est aujourd'hui presque universellement admise et que le groupe nosologique des névralgies est définitivement constitué. Il peut y avoir autant de névralgies qu'il y a de trajets nerveux ; néan-moins il en est quelques-unes qui se rencon-trent fréquemment et nous nous bornerons à leur histoire. Ce sont les névralgies de la face, intercostale et sciatique. Nous décrirons à leur suite l'angine de poitrine, qui malgré l'obscu-rité qui règne encore aujourd'hui sur sa nature, nous semble, provisoirement du moins, être considérée comme une névrose de la sensibilité du cœur. La névraglie de la face ou prosopalgie, ou tic douloureux, est une douleur siégeant sur le trajet du nerf trifacial ; elle peut être bornée

à l'un de ses troncs ou occuper ses trois branches et leurs principales ramifications ; de là sa
division en névralgie sus-orbitaire, névralgie
sous-orbitaire, névralgie maxillaire ou névralgie complète. L'affection est quelquefois précédée de prodromes, plus souvent elle débute
d'emblée par une vive douleur ayant son maximum d'intensité au point d'envergence du nerf
(trou sus-orbitaire), et, de là, irradiant comme
une corde douloureuse vers la fosse temporale,
en suivant l'arcade sourcillère et dessinant
pour ainsi dire en traits de feu la situation anatomique du nerf. Quelquefois, par exception,
la douleur a son maximum d'intensité vers la
terminaison du nerf, et on lui donne alors le
nom de névralgie ascendante ou de fausse névralgie. La douleur s'amende sous l'influence
de la pression, mais cette règle, commune d'ailleurs à l'histoire de toutes les névralgies, souffre
de nombreuses exceptions. La marche de l'affection est essentiellement intermittente et l'accès lui-même présente des paroxismes, véritables éclairs de douleur, qui arrachent au malade
des cris déchirants. Pendant l'accès, l'œil est
rouge, fermé, larmoyant ; la joue est tuméfiée
et érythémateuse, l'aile du nez est aussi con-
gestionnée et exécute des battements spasmodiques. La durée, la fréquence et l'intensité des

accès peuvent varier dans des limites extrêmes, mais la durée générale de la maladie est extrêmement longue; il n'est pas rare de la voir persister toute la vie. En général, la santé est bonne, néanmoins, pendant l'accès, on observe un mouvement fébrile accompagnant les grandes douleurs. A la longue, cette série de souffrances attriste le malade, trouble les digestions, attaque ainsi secondairement la santé générale et peut amener la cachexie. Dans ces cas graves, le malade désespérant de guérir, fatigué de cette suite inépuisable de tortures, cherche quelquefois un soulagement dans le suicide.

CAUSES.

Dans quelques circonstances assez rares, la pléthore, en amenant une distension considérable des vaisseaux sanguins, peut produire une névralgie ; par contre, l'anémie, surtout l'anémie chlorotique, engendre souvent cette affection; il en est de même de l'hystérie. Tout ce qui peut comprimer le nerf, exostose, anévrisme, cancer lipome, névrome, etc., amène fatalement la prosopalgie. Les miasmes marécageux engendrent souvent des névralgies de la face comme complication de la fièvre intermittente ou existant sans mouvement fébrile, et décrites dans les ouvrages spéciaux sous le nom de fièvres larvées. A ces causes il faut joindre le froid, l'hérédité et en général toutes les causes des névroses.

DIAGNOSTIC.

La névralgie faciale doit être distinguée avec soin des céphalalgies symptomatiques d'une maladie aiguë ou d'une affection organique du cerveau, de la migraine, du rhumatisme du temporal.

PRONOSTIC.

L'affection est très-grave en raison des diverses souffrances qu'elle occasionne et de la tendance qu'elle a à s'éterniser.

TRAITEMENT

Le traitement de cette affection doit être continué longtemps et mettre en œuvre les ressources les plus minutieuses de la thérapeutique. Souvent cette névralgie, après avoir résisté aux médications les plus énergiques, cède comme par enchantement à l'action d'une substance en apparence insignifiante. On commence par les topiques excitants, camphre, baume opodeldooch; puis l'on a recours aux narcotiques, opium,

solanées vireuses, aconit, etc. Si la maladie
résiste, on emploie les révulsifs, et en dernier lieu on combine ces deux moyens (vésicatoires morphinés). Si la maladie est bien évidemment liée à une pléthore ou à une hyperémie
locales, les sangsues sont très-utiles ; mais elles
ne font qu'augmenter le mal dans le cas contraire. Si la maladie présente une certaine régularité dans les accès, on donne le sulfate de quinine à haute dose seul ou associé à d'autres
agents médicamenteux. En dernière ressource,
on peut pratiquer des cautérisations transcur-
rentes, ou mieux opérer la section du nerf. Ici
nous devons faire remarquer que l'emploi de
l'électricité doit être, sinon proscrit, du moins
singulièrement réservé à cause du voisinage des
nerfs optiques. Nous croyons néanmoins qu'il
serait utile, dans bien des cas, d'avoir recours
non au courant d'induction, mais à une espèce
de cataplasme galvanique dont l'activité serait
modifiée suivant les circonstances. Cet ensemble de moyens topiques n'empêche pas la mise en
œuvre du traitement général et des ressources
de l'hygiène. Les malades se trouvent très bien
de l'exercice, des distractions, des voyages, etc.
Quand les névralgies sont symptomatiques, elles
réclament une médication spéciale et guérissent
très rapidement. Ainsi, les martiaux jugulent

pour ainsi dire celles qui se lient à la chlorose ; le mercure enlève celles qui tiennent à une diathèse syphilitique. La médication quinique enlève presque toujours à la première dose celles qui sont sous la dépendance de l'intoxication paludéenne.

Nota, — Toutes les névralgies ayant des caractères communs sous le rapport des symptômes, de l'étiologie et du traitement, il nous restera peu de choses à dire sur les autres.

La névralgie intercostale est une douleur siégeant sur les branches antérieures et postérieures des nerfs dorsaux ; elle débute, en général, par une douleur sourde siégeant dans les espaces intercostaux moyens, s'exaspérant sous l'influence des mouvements respiratoires et provoquant ainsi une dyspnée indirecte ; cette douleur est pongitive et d'intensité variable. En général, la pression la soulage, plus rarement elle l'exaspère. Sa durée est variable, mais moindre ordinairement que celle d'un tic douloureux.

CAUSES.

Principalement le froid, le zona, la tuberculisation pulmonaire commençant, et les causes des névralgies en général.

DIAGNOSTIC.

Cette affection peut être distinguée facilement des affections inflammatoires de la poitrine, par l'absence des signes physiques fournis dans l'étude de ces maladies par l'auscultation et la percussion ; il est plus facile de la confondre avec le rhumatisme des muscles des parois thoraciques. M. Valleix, qui s'en est occupé spécialement, conseille de promener le doigt sur les apophyses transverses des vertèbres dorsales. Dans le cas où l'on a une névralgie, la pression sur le nerf malade provoque un paroxisme qu éclaire immédiatement sur la nature du mal.

PRONOSTIC.

Affection moins grave que la précédente, hors le cas cependant où elle est symptomatique de la diathèse tuberculeuse ; quelquefois , il faut le dire , elle est aussi très-opiniâtre. Son traitement ne présente pas d'indication spéciale. (Voir celui de la névralgie précédente.)

La névralgie sciatique affecte le plexus sacro-lombaire et les troncs principaux qui en éma-

3

nent. Cette affection par sa marche, ses causes, son opiniâtreté, se rapproche beaucoup des maladies rhumatismales, et même, dans la forme chronique, se confond souvent avec elles ; aussi a-t-elle reçu vulgairement le nom de goutte sciatique. On la divise en aiguë ou chronique; on lui donne aussi différents noms suivant le nerf qu'elle occupe : névralgie complète , névralgie prétibiale , névraglie plantaire , etc. Après quelques jours de lassitude, de céphalalgie et d'autres prodromes, le malade est pris d'une douleur intense à la cuisse, ayant son point de départ à l'échancrure sciatique , et, de là, irradiant dans diverses directions, notamment vers la région postérieure de la cuisse et s'arrêtant au creux poplité. Quelquefois la douleur suit une ligne simple, d'autrefois elle suit diverses branches nerveuses et à l'origine de chacune d'elles existe un point plus douloureux; c'est là la sciatique proprement dite. Arrivée à l'union de la jambe et de la cuisse, souvent elle contourne l'articulation et vient irradier à la région antérieure de la jambe, le long du tibia , c'est la névralgie prétibiale ; si elle franchit l'articulation tibio-tarsienne et qu'elle envahisse la plante du pied, on lui donne le nom de névralgie plantaire. Quelquefois elle prend la forme des névralgies ascendantes, c'est à dire qu'elle a son point de départ et son maximum d'intensité vers la terminaison du nerf. Dans les formes intenses, il y a comme dans le névralgie de la face une rougeur et un gonflement assez considérables. *Ubi stimulus, ibi fluxus.*

Mais la situation plus profonde du nerf affecté rend ces phénomènes plus obscurs; aussi, dans les formes moyennes, sont-ils à peu près nuls, la douleur est continue, mais paroxistique, et entraîne un mouvement fébrile très manifeste et quelques symptômes généraux. (Céphalalgie, anorexie, soif.) Dans les premiers temps de son invasion, sa durée est courte et le retour des accès très éloigné; mais à la longue, les accès sont plus longs, ils se rapprochent et la maladie devient chronique. A cet état la douleur est sourde, obtuse, modérée, mais s'accompagne de paroxismes très courts, plus ou moins fréquents, qui arrachent des cris aux malades. Elle n'exerce aucune influence sur la santé générale; mais peu à peu le membre affecté s'atrophie et le malade finit par boiter. Quelquefois la marche est devenue même à peu près impossible. Sa durée s'étend souvent à toute la vie; souvent aussi elle se complique ou se combine avec la diathèse rhumatismale et il

devient difficile de faire à chacune de ces affections la part qui lui revient.

CAUSES.

Le froid est la cause la plus commune. —
Pour les autres causes, voyez les névralgies en
général.

DIAGNOSTIC.

La maladie a des caractères assez tranchés
pour qu'on puisse la distinguer aisément lorsqu'elle se montre dans son état ordinaire de
simplicité. Dans le cas où elle se confond avec
le rhumatisme chronique, l'erreur n'a pas
d'importance, le traitement devant être institué sur des bases communes.

PRONOSTIC

Le pronostic est facile à déduire des symptômes et de la marche qu'elle affecte. Jamais
elle ne compromet l'existence, mais souvent
elle l'empoisonne complétement.

TRAITEMENT.

Le traitement de la sciatique aiguë ne diffère
pas de celui des autres névralgies ; seulement
nous rappellerons que M. Sandras a remarqué que les solanées vireuses réussissent très-

bien dans les névralgies superficielles, mais que l'opium réussit mieux dans les névralgies profondes.

On se trouve bien quelquefois de l'établissement d'un cautère posé avec un pois composé de parties égales d'extrait thébaïque et de belladone, et fixé sur le trajet du nerf. Dans nos généralités sur les névroses, nous avons mentionné la spécificité électrique dans le traitement de cette affection ; nous avons discuté son mode d'action et montré qu'il diffère de celui des cautérisations et des autres manœuvres ayant la douleur pour but ; nous n'y reviendrons pas. Dans la forme chronique on insiste sur les révulsifs.

Dans le rhumatisme chronique on cherche par tous les moyens possibles à activer les fonctions de la peau ; aussi, après les tentatives moins pénibles et moins dangereuses, recourt-on souvent à une dernière ressource, l'hydrothérapie.

Migraine.

La migraine ou hémicranie est une affection caractérisée par un mal de tête occupant à peu près la moitié du crâne. paraissant par accès irréguliers et s'accompagnant de troubles nerveux et digestifs, nombreux et divers.

Elle est assez souvent précédée de prodromes, frissons erratiques, bâillements, pandiculations, troubles de la vue et de l'ouïe, etc.; elle débute par un mal de tête diffus, sans localisation distincte, comme dans la prosopalgie, et siégeant en général autour de l'œil. L'œil lui-même est douloureux, injecté, tuméfié, larmoyant. La douleur s'exaspère sous l'influence de la lumière, du mouvement, du bruit ; aussi le malade recherche-t-il l'obscurité, l'immobilité, le silence ; en même temps il survient des nausées, des vomissements alimentaires d'abord, puis visqueux, porracés, la peau est sèche, les idées tristes, la vue obscure, les oreilles bourdonnantes, le sommeil impossible. L'accès dure de six à douze heures et se termine toujours par quelques phénomènes critiques : sueur, larmoiement, flux nasal, salivation. Dans quelques cas plus rares, la migraine dure quatre à cinq jours, rarement elle revient périodiquement et les quelques exemples qu'on en rapporte peuvent être considérés comme des accès de fièvre intermittente larvée. La durée de la maladie est très opiniâtre. Elle s'étend assez souvent depuis la puberté jusqu'à la vieillesse; quelquefois elle se termine par une espèce de métasfase nerveuse, cécité, surdité, goutte, etc.

ÉTIOLOGIE.

Les causes prédisposantes de la migraine sont le sexe feminin, l'âge adulte, le tempérarament nerveux, etc. Les causes occasionnelles ou déterminantes de l'accès sont les excès de table, une indigestion, une abstinence trop longtemps prolongée, une fatigue intellectuelle, une émotion, etc.

DIAGNOCTIC.

La migraine se distingue de la prosopalgie par son caractère de dissémination à tous les filets nerveux qui rampent à la surface du corps, et la présence des accidents gastriques et nerveux qui manquent dans la dernière. La céphalée de la chlorose en diffère par sa continuité et par les signes caractéristiques de l'anémie. Les maladies organiques du cerveau ont des caractères trop tranchés pour donner lieu à une pareille confusion. Quant à son pronostic on peut dire qu'elle constitue plutôt une incommodité quelquefois très-gênante qu'une maladie dangereuse.

NATURE.

M. Piorry considère cette affection comme une névralgie ascendante. Dans cette théorie, la douleur, ayant son point de départ à la périphérie, remonterait vers le cerveau et, en l'influençant, irait réveiller la série de phénomènes sympathiques dont nous avons parlé. M. Auzias Turenne, dans un rapport très-détaillé présenté à l'Académie, explique la douleur hémicranine par une stase sanguine dans les sinus de la dure-mère et par la compression nerveuse qui en résulte. Partant de là, il conseille, comme moyen curatif, une gymnastique spéciale ayant pour but de désemplir ces sinus. Une autre hypothèse l'attribue à une hématose incomplète, et conseille aux malades de respirer fortement pendant quelques minutes.

Aucune de ces théories n'est complétement acceptable. Nous pensons du reste que l'obscurité qui règne sur la nature de cette maladie tient à ce que sous cette dénomination la plu-

part des médecins et des gens du monde comprennent toutes les céphalalgies passagères qui
se présentent, quelles que soient d'ailleurs leur
cause et leur nature. Nous pensons même, contrairement à l'opinion générale, que la migraine
est une perversion des fonctions de sécrétion en
général, sous l'influence d'une névrose particulière de l'estomac, et que la céphalalgie n'est,
dans son évolution, qu'un épiphénomène pouvant même manquer quelquefois. Nous trou-
vons la preuve de cette manière de voir dans
l'arrêt des sécrétions, l'état morbide constant
de l'estomac et l'inconstance ou l'insignifiance
de l'élément douleur. En effet, dans tous les
auteurs on trouve souvent des exemples de ce
qu'ils appellent une migraine avortée. « Quelquefois, disent-ils, la migraine débute par un
appareil prodromique effrayant : troubles de la
vue, de l'ouïe, des digestions ; palpitations, convulsions, syncopes; et puis la maladie avorte
ou aboutit à un accès de migraine insignifiant. »
Qui ne voit là un accès hémicranien intense,
avec tous ses symptômes, moins celui qui pré-
domine ordinairement, la douleur frontale?
D'ailleurs tous les médicaments prônés par
l'expérience dans le traitement de cette affection
ne sont-ils pas des stimulants de l'estomac ou
des excitants diffusibles? Faut-il ajouter que

3.

notre expérience personnelle nous a appris que
l'application de disques galvaniques au creux
épigastrique non-seulement améliore l'accès ,
mais en prévient souvent le retour ou l'éloigne
pour ainsi dire indéfiniment ?

TRAITEMENT.

Les infusions excitantes de thé, de camomille,
de mélisse, les potions éthérées, sont les préparations le plus souvent employées. La valériane, le musc, l'oxyde de zinc, les pilules de
Méglin rendent aussi souvent quelques services.
En général, en présence d'un accès de migraine, nous dirigeons nos efforts vers le rétablissement normal des sécrétions, et quant à
prévenir les accès, nous avons encore recours
aux diverses applications de l'électricité. Dans
le cas ou les accès sont franchement intermit-
tents, on a recours au sulfate de quinine seul
ou associé à l'opium.

Angine.

L'angine de poitrine, cette affection aussi mys-
térieuse et aussi terrible qu'elle est rare, nous
semble appartenir, au moins par l'un de ses éléments, à la classe de maladies qui nous occupe
et devoir être décrite ici.

Elle débute brusquement au milieu du meil-
leur état de santé, par une sensation de douleur poignante à la base de la poitrine, irradiant
souvent vers le bras gauche, quelquefois suivant le nerf cubital jusqu'au poignet. Plus rarement, elle envahit le cou, et se propage jusqu'à
la mâchoire, et en gêne les mouvements. A cette
douleur déchirante, se joint subitement une
dyspnée suffocante qui jette le patient dans un
état d'angoisse et de frayeur inexprimable. Ce
qu'il y a de remarquable c'est que la poitrine se
dilate largement, régulièrement, sans bénéfice
pour le malade. Il semble que le malade absorbe
à pleins poumons un gaz impropre à l'hématose,
ou que les forces qui président à cette impor-
tante fonction aient été subitement anéanties.
Après une durée de quelques secondes ou de
quelques minutes, quelquefois même d'une
heure, l'accès disparaît complètement, laissant

seulement au sujet une fatigue profonde des muscles de la poitrine. Quand à son retour, il est complètement irrégulier. Très-éloigné dans le principe, il finit par se produire fréquemment et par entraîner souvent le malade par suffocation et par syncope. Cette terminaison fatale, quoique éloignée, est d'autant plus fréquente que cette affection coïncide souvent avec une altération organique du cœur ou des gros vaisseaux (dégénérescence graisseuse, ossification). Les causes prédisposantes de l'angine de poitrine sont très-obscures ; on peut dire qu'elles se réduisent à l'âge (cinquante ans) au sexe masculin, et aux climats froids et humides (Angleterre, Allemagne). Les causes occasionnelles sont la fatigue, une excitation passagère , une émotion, etc.

DIAGNOSTIC.

La maladie se distingue assez bien de l'asthme , par l'absence de douleur dans cette dernière affection, l'invasion nocturne des accès , leur durée et leur terminaison par un catarrhe visqueux et filant. Dans la névralgie intercostale gauche il n'y a presque pas de suffocation. L'âge suffit pour la distinguer du spasme de la glotte, affection qu'on n'a jusqu'ici constatée que chez les enfants.

PRONOSTIC.

Très grave. La mort est la terminaison la plus commune ; néanmoins on l'a vue plus d'une fois céder à l'influence d'un traitement bien dirigé.

TRAITEMENT.

Pendant l'accès, opium, fumigations de belladone ou de datura, excitants diffusibles, inhalations d'éther ou de chloroforme.

Observation rigoureuse des lois de l'hygiène, abstinence complète du coït, révulsifs, etc.

Epilepsie.

L'Epilepsie (*epilepsia, morbus caducus, morbus sacer, morbus comitialis, etc.*) est une maladie apyrétique chronique et intermittente du cerveau, caractérisée par des attaques convulsives de courte durée, une perte subite et complète de connaissance, avec insensibilité, turgescence rouge ou violacée de la face, distorsion de la bouche immobilité des pupilles, écume à la bouche, (Georget).

HISTORIQUE.

Elle est connue dès la plus haute antiquité : le vulgaire lui attribuait une origine surnaturelle ; de là les noms de mal sacré, grand mal, haut mal, mal divin, mal de Saint Jean, astralis, herculeus, dæmoniacus, comitialis, etc.

L'Epilepsie survient beaucoup plus souvent avant qu'après la puberté : de là encore le nom qu'elle a reçu de mal des enfants. On l'a observée dans les premiers jours de la vie ; elle est très-rare chez les vieillards, plus commune chez les femmes que chez les hommes.

En 1850 il y avait 380 femmes épileptiques à la Salpétrière et seulement 160 hommes à Bicê-tre. On peut objecter à cela qu'il est facile de confondre pour les femmes l'épilepsie avec les convulsions hystériques. Esquirol par un relevé ancien il est vrai (1822), mais très-exact, se charge de répondre : à cette époque sur 389 femmes de la division des épileptiques, il n'y en avait que 45 affectées d'hystérie; reste donc 344.

L'Epilepsie est quelquefois héréditaîre ; elle est plus fréquente dans les pays froids (Franck). Il n'est pas rare de les rencontrer dans le cheval, le chien, le bœuf, le cochon, etc.

CAUSES.

La frayeur est la cause de beaucoup la plus fréquente (Tissot). On a remarqué que beaucoup d'épilepsies de naissance coïncidaient avec un mouvement de terreur éprouvé par la mère pendant la grossesse (Georget). Beaucoup de femmes étaient dans la période menstruelle, lorsqu'elles ont éprouvé la frayeur qui les a ren-dues épileptiques (*Ibid*). Après la frayeur, ce sont les passions vives, comme la colère, la ja-lousie, les chagrins (Esquirol, Frank,) et en-core les excès vénériens, la masturbation, qui produisent le plus souvent cette névrose (Tis-sot). On l'a vue aussi survenir après la variole, la suppression des règles, l'ingestion de certains poisons; elle a paru être causée par le travail de la dentition chez quelques enfants.

Elle accompagne assez souvent l'idiotie. On compte un épileptique sur huit idiots.

L'épilepsie étant une maladie intermittente, nous l'examinerons pendant les accès et entre les accès.

Les attaques sont de deux sortes : les unes convulsives ou grandes attaques, et les autres sans convulsions notables. Ces dernières constituent ce qu'on appelle le vertige épileptique (vertigo tenebricosa ou scotomée).

Attaques convulsives. — Sur cent malades, il n'y en a peut-être pas cinq dont les attaques soient précédées de prodromes précurseurs. Chez les quatre-vingt-quinze autres l'invasion est subite; le malade jette un cri et tombe sans connaissance comme frappé de la foudre, ou comme un animal assommé d'un coup de massue sur la tête.

Les symptômes précurseurs, quand ils existent, se réduisent aux suivants ; ils sont presque toujours cérébraux, comme tristesse, mauvaise humeur, douleurs de tête, crampes, audition de

bruits extraordinaires, vue d'objets lumineux,
engourdissement dans les membres, nausées,
vomissements. Quelques malades ressentent
pendant quelques jours de vives douleurs dans
l'un des côtés du corps, ou comme des secousses
dans l'épigastre, la tête, la poitrine, le cœur, etc.
Il en est qui ont le temps de crier ; d'appeler à
leur secours, d'autres se mettent à courir ou
à tourner avant de tomber.

On appelle *aura epileptica* un sentiment de
fraîcheur, de frisonnnement, d'engourdissement, de chatouillement ou même de douleur
dans une partie plus ou moins éloignée du
cerveau, comme à la tête, à la lèvre, au cou, au
sein, au bras, au pied, etc., et d'un de ces points
s'élève comme une vapeur qui se dirige vers le
cerveau en passant par l'estomac ou par le cœur.
Parvenu au cerveau, l'*aura* y provoque l'attaque. Si l'on parvient à arrêter l'*aura* dans sa
marche, on prévient l'attaque ; ainsi, suivant
quelques auteurs, une ligature, un exutoire, le
fer, le feu, peuvent prévenir ou même guérir
la maladie. Mais les cas de ce genre sont rares ;
car non-seulement il est très difficile de trouver
l'*aura* comme les auteurs le décrivent, mais encore, une fois reconnu, on n'obtient ordinairement aucun résultat de l'emploi de ces moyens

non plus que de l'extirpatiou d'une tumeur pla-
cée sur le trajet d'un nerf, de l'extraction d'un
corps étranger de l'intérieur de l'oreille de la
section d'un nerf, de l'amputation d'un petit
doigt, ou de l'application de moxas ou de vésicatoires sur le point de départ de l'*aura*.

Quoi qu'il en soit, qu'il y ait ou qu'il n'y ait
point de prodrome, l'attaque n'en est pas moins
subite. Le malade pousse un cri et tombe comme
il a été dit : la figure s'injecte, se tuméfie, devient rouge, violette, quelquefois même noirà-
tre ; la bouche se couvre d'écume, tout le corps
est convulsé, d'une roideur presque tétanique ;
les membres sont quelquefois contournés et
comme tordus ; enfin il est d'une insensibilité
complète aux épreuves les plus douloureuses.
Outre ces phénomènes caractéristiques, on remarque, en examinant de plus près le malade,
que les veines sont gonflées, le tête penchée fortement d'un côté, en arrière ou sur la poitrine,
les paupières fermées, entr'ouvertes ou fortement écartées ; l'œil fixe ou roulant vivement
dans l'orbite ; les pupilles toujours immobiles et
le plus souvent dilatées ; la bouche distordue,
les mâchoires serrées, le thorax presque immo-
bile, les inspirations courtes, bruyantes et difficiles ; les battements du cœur forts, accélérés,
souvent irréguliers, l'état convulsif plus pro-

noncé d'un côté du corps que de l'autre (Beau, Georget), et les pouces fortements fléchis dans la paume de la main. Chez la plupart des malades, les mâchoires sont vivement frottées l'une contre l'autre, la langue est presque toujours un peu entamée par les dents, et alors l'écume de la bouche est sanguinolente , quelquefois elle est profondément coupée, les dents peuvent être brisées par la violence des frottements ; souvent il y a sortie involontaire des matières fécales, des urines, et même du sperme.

Durée et terminaison. — L'attaque est souvent simple, dure en moyenne de deux à cinq minutes ; mais il n'en est pas toujours ainsi, et elle peut se renouveler un certain nombre de fois, à des intervalles de quelques minutes. On compte depuis deux ou trois de ces paroxismes jusqu'à soixante (Calmeil) ; alors l'attaque dure depuis une ou plusieurs heures jusqu'à deux jours ; les suites en sont alors beaucoup plus graves. Elle est suivie souvent d'une affection encéphalique , d'une paralysie partielle, même d'une attaque de chorée, qui se dissipent le plus ordinairement après l'attaque suivante. Dans plusieurs cas il se manifeste de la manie, un état d'hébétude ou de fureur aveugle qui dure aussi plus ou moins. La mort subite peut avoir lieu dans ces longues attaques.

Aussitôt que l'accès cesse, les membres reprennent leur souplesse et leur direction naturelle, le visage pâlit, les malades tombent dans un assoupissement profond accompagné d'un fort ronflement. Quelquefois ils sont pris d'un tremblement général; d'autres fois la peau se couvre d'une sueur abondante, quelques-uns éprouvent des nausées, des vomissements; enfin tous reprennent l'usage de leurs sens, mais ne se rappellent pas ce qui s'est passé, et leur visage exprime la honte et l'étonnement. Le retour des attaques est plus ou moins éloigné; quelques épileptiques en ont plusieurs par jour; d'autres les éprouvent une seule fois par jour, ou toutes les semaines, tous les mois, et même toutes les années.

Intervalles des attaques. — Il existe presque toujours dans l'intervalle des désordres célébraux plus ou moins marqués, et tous ou presque tous les épileptiques présentent ces altérations plus ou moins profondes desquelles il résulte un état particulier dans l'exercice des fonctions du cerveau. Ainsi, ils ont le caractère difficile, inégal; ils ont des absences, un affaiblissement plus ou moins considérable de la mémoire et même des facultés affectives; de l'inaptitude à un travail soutenu, etc. Voilà pour les plus favorisés ; d'autres deviennent idiots ; presque tous finissent, s'ils vivent assez longtemps, par tomber dans un état de manie ou même de démence incurable. La mémoire est la faculté qui s'altère le plus promptement. Les mouvements volontaires présentent aussi des désordres permanents : strabisme, tics convulsifs, contracture, atrophie musculaire, contorsion de la tête, déformation du visage. D'ailleurs, et cela fait un contraste frappant avec l'état du cerveau, les fonctions des organes de la vie végétative semblent être parfaitement conservées. Les digestions sont bonnes ; les secrétions normales ; les femmes sont réglées, peuvent être fécondées, et accouchent comme les autres femmes ; tous ou presque tous les malades présentent un assez fort embonpoint et une grande fraîcheur du visage. Un phénomène assez commun est la suspension des a taques d'épilepsie pendant tout le cours d'une maladie accidentelle grave, de la tête de la poitrine, de l'abdomen, etc. Quelquefois pourtant l'épilepsie n'en suit pas moins son cours.

Vertige épileptique. — Toutes les attaques n'ont pas la violence de celle que nous venons

de décrire ; elles sont même quelquefois si légères qu'on les désigne sous le nom de *vertige
épileptique* (Georget). Le malade pert subitement connaissance ; quelquefois en jetant un
léger cri. Il peut ne pas changer de position s'il
est assis, mais il tombe s'il est debout, à moins
qu'il n'ait le temps de s'appuyer contre quelque
chose ; les yeux restent fixes et on pourrait
croire que le malade porte toute son attention
sur un objet quelconque. Dans quelque cas
il se manifeste des convulsions légères et partielles dans les muscles des yeux, des lèvres
d'un doigt, d'un membre, d'un côté du cou ou
de la bouche ; cette dernière est garnie chez
plusieurs d'une bave écumeuse. Après quelques
secondes, une ou deux minutes au plus, cet état
cesse. Alors, tantôt le malade recouvre immédiatement le plein exercice de ses facultés, et continue un discours ou un travail quelconque
sans s'imaginer l'avoir interrompu ; tantôt il
conserve pendant quelques minutes un état
d'hébétude, de demi - connaissance et fait
quelques actes déraisonnables ; il se plaint ensuite de souffrir de la tête. Souvent le vertige
ne consiste que dans une demi-perte de connaissance.

Anatomie pathologique. — On ignore encore
la nature de cette maladie, et l'ouverture des

cadavres n'a rien appris sur ses causes prochaines. Les altérations anatomiques que l'on rencontre chez les épileptiques qui ont succombé, à part des congestions cérébrales et pulmonaires dues aux convulsions, n'ont rien de caractéristique, et de particulier à cette affection. Les recherches de Cazauvieilh et de Bouchet tendraient à faire croire que des traces de phlegmasie chronique de la substance blanche du cerveau sont constantes dans l'épilepsie; mais, malgré le talent avec lequel ces auteurs ont cherché à prouver leur assertion, il n'en reste pas moins un doute, c'est de savoir si la phlegmasie n'est pas plutôt l'effet de congestions produites par les attaques, qu'elle n'en est la cause. Aucune des lésions diverses telles que tumeurs intra-craniennes de nature variable, hydadides, épanchements, altérations des méninges, épaississement ou déformation des os du crâne, hypertrophie ou vices de conformation de l'encéphale etc., ne peut être considérée comme propre à l'épilepsie, qui se montre fréquemment sans aucune espèce d'altération anatomique.

DIAGNOSTIC.

La nature de l'épilepsie doit moins se juger d'après une attaque isolée que d'après l'ensem-

ble et la marche de la maladie. En effet, l'épilepsie présente avec beaucoup d'autres affections
le caractère commun des accès convulsifs. Il faut
reconnaître ce que les attaques épileptiques ont
de distinctif, c'est-à-dire, leur soudaineté, la
succession rapide de leurs différentes phases;
la turgescence, puis la pâleur livide de la face ;
l'insensibilité complète, le coma et l'affaiblissement de l'intelligence qui suit les accès. L'é-
clampsie des enfants et des femmes en couches
offre, il est vrai, la plupart de ces caractères; mais
les convulsions, beaucoup plus longues, n'offrent ni déformation des traits ni écume de la
bouche, etc. L'éclampsie est une affection toujours aiguë, survenant dans des conditions
définies, tandis que l'épilepsie est une maladie
essentiellement chronique et dont la marche est
particulière. Il est plus difficile de distinguer
l'épilepsie de l'hystérie. Mais c'est surtout avec
les convulsions épileptiformes symptomatiques
d'une affection organique des centres nerveux
que l'on peut confondre l'épilepsie essentielle.
Ordinairement pourtant les signes précurseurs
des attaques sont plus tranchés, elles ont été
précédées par certains toubles nerveux caractéristiques d'une affection locale, et sont ac-
compagnées ou suivies de lésions plus ou moins
circonscrites du mouvement et du sentiment,

plutôt que de la perturbation plus ou moins croissante de l'intelligence. Les convulsions qui accompagnent l'empoisonnement saturnin (épilepsie saturnine), ont une marche et une cause tout à fait distinctes. Enfin l'épilepsie est souvent simulée ; mais certains signes sont difficilement imités, tels que l'insensibilité, la rougeur et la pâleur de la face, l'écume, la rigidité invincible des muscles, l'immobilité des pupilles, etc

PRONOSTIC.

Il est peu de maladies aussi terribles et aussi graves que l'épilepsie. Toujours ou presque toujours rebelle aux ressources de l'art, non seulement elle persiste à l'état d'infirmité incurable, et ses attaques répétées rendent la vie insupportable, mais l'influence qu'elle exerce sur l'intelligence ajoute encore de son caractère funeste. Cependant plusieurs degrés peuvent être admis dans la gravité du pronostic. La maladie est d'autant plus fâcheuse qu'elle a débuté dans un âge moins avancé, et sous l'influence de l'hérédité ; qu'elle est accompagnée de vertiges et d'absences; que les attaques sont plus fréquentes et suivies de délire, et que la folie avec tendance au suicide se prononce plus rapidement. Il convient au contraire de note

comme des circonstances favorables, l'existence
de crises bien circonscrites ; le développement
de la maladie sous l'influence d'une cause accidentelle, la marche lente et le peu de fréquence
des attaques. Esquirol a remarqué que la démence était plus fréquemment la suite du vertige épileptique que de l'épilepsie proprement
dite. Or, la démence, outre les chances de
suicide qu'elle augmente, amène presque toujours un marasme mortel. Nous avons vu que
la mort subite n'est pas rare dans les grandes
attaques. Il est d'ailleurs difficile, pour ne pas
dire impossible, de prévoir les conditions dans
lesquelles la guérison exceptionnelle de l'épilepsie peut être obtenue,

TRAITEMENT.

Il y a peu de choses à faire pendant les attaques ; tous les soins se bornent à contenir le
malade pour empêcher qu'il ne se heurte et ne
se blesse. Cependant si la congestion cérébrale
est très intense et menace de devenir funeste,
il est opportun de pratiquer une saignée générale. Ce moyen a quelquefois diminué la
longueur de l'attaque, et même a éloigné les
suivantes ; mais est resté souvent sans effet.
Cette évacuation sanguine a surtout produit
quelque effet dans les cas précédés de prodro-

mes et quand on a pu la pratiquer avant l'attaque. Parmi les médicaments que l'on peut
essayer dans l'intervalle des attaques, on a surtout vanté la valériane, qui paraît plus efficace
lorsqu'on l'associe à l'oxyde de zinc; le musc, le
camphre, l'opium, la feuille d'oranger, l'huile
animale de Dippel, l'huile essentielle de téré-
benthine, le quinquina, le moxa, le cautère,
etc., qui ont tous compté des succès; mais on
ignore les circonstances qui rendent tel de ces
moyens plus efficace dans un cas donné, que
tel autre. Le quinquina seul paraît indiqué lorsque les attaques sont régulièrement intermittentes. On a appliqué avec quelques succès les
moxas sur le point de départ de l'*aura*. On cite
quelques exemples de guérisons obtenues par
l'expulsion de vers intestinaux, par des frictions mercurielles, la liqueur de Van-Swieten
(Cullerier), par l'amputation d'un orteil d'où
partait l'*aura* (Tissot). On a été jusqu'à pratiquer la castration (Franck) et même l'opération
du trépan sans autre motif que celui de pro-
curer de l'espace au cerveau. On cite des cas de
guérison à la suite de vives frayeurs. Mais en
général on ne doit point croire facilement à la
guérison; car, 1° on peut avoir pris, comme
Tissot, quelques affections convulsives aiguës
du cerveau pour l'épilepsie; 2° quelques ma-

lades ont une rémission de plusieurs mois , de plusieurs années même, et la maladie reparaît après, plus terrible que jamais. Cependant un fait digne de remarque , c'est que le traitement exerce quelquefois sur le malade une influence morale assez puissante pour retarder et même amoindrir les attaques. La confiance qu'inspire le médecin, les remèdes qu'il emploie, l'espoir de la guérison, ont souvent produit cet heureux effet.

Hystérie.

Il est difficile de donner de l'hystérie une définition un peu exacte. L'embarras qu'on éprouve tient à la multiplicité, à l'immense variété des symptômes et au manque d'un signe spécifique. La diversité des opinions ne contribue pas peu à augmenter l'obscurité ; les uns la considèrent comme une exagération du système nerveux, d'autres la considérant comme une névrose bien définie, et ne comprenant que les formes graves, considèrent les formes légères comme des affections distinctes, auxquelles ils donnent le nom de mobilité nerveuse ou d'hystéricisme. Nous pensons que l'état symptomatique décrit sous le nom de mobilité nerveuse, n'est que le prodrome spécial des névroses graves et que l'hystérisme n'est autre chose que l'hystérie elle-même dans son expression la plus bénigne ; nous considérerons donc l'hystérie comme une perturbation générale de la fonction nerveuse, caractérisée par des accidents essentiellement multiples, et spécialement par une constriction de la gorge avec sensation d'un corps étranger, partant de l'utérus ou de l'épigastre et s'acheminant vers la langue. (Boule hystérique.)

Boule hystérique.

De ce que nous avons dit plus haut, il résulte qu'entre l'hystérisme ou la simple mobilité nerveuse et l'hystérie complète, il existe des nuances infinies ; pour la décrire, nous la supposerons à son degré le plus élevé et nous interrogerons successivement les diverses fonctions. A la suite, nous exposerons les accidents particuliers qui mettent en jeu un appareil complexe et qui reviennent par accès. Du côté de l'intelligence, on observe des troubles plus ou moins profonds : tantôt c'est un simple changement d'humeur, de la bizarrerie, de la tristesse et des larmes sans sujet succédant à une joie immodérée, à des éclats de rire également sans motif ; parfois la lésion de l'intelligence peut aller jusqu'à la vésanie. La nutrition présente aussi des accidents variés. En général, un ou plusieurs symptômes de la gastralgie ; en outre, on observe du côté de l'abdomen une constipation invincible et un développement de gaz distendant la masse intestinale, quelquefois au point de simuler une grossesse. L'appareil de la circulation participe aussi au désordre ; les femmes sont sujettes à de violents accès de palpitations éclatant souvent spontanément, quelquefois à la suite de l'excitation la plus légère. Le pouls est en général très-fréquent, la poitrine présente souvent le phénomène connu sous le nom de *frémissement cataire*, plus rarement un bruit de souffle, à moins que la durée de la maladie, les accidents nombreux et graves n'aient amené la cachexie nerveuse. Les organes de la respiration présentent aussi divers troubles : tantôt c'est une dyspnée revenant par accès et simulant une attaque d'asthme, tantôt c'est une toux quinteuse, saccadée, opiniâtre et dont la durée est indéterminée.

La sensibilité générale est toujours plus ou moins atteinte, les femmes accusent des névralgies diverses ; les plus fréquentes sont la névralgie de la face, la névralgie intercostale, une céphalalgie spéciale térébrante, fixée en un seul point du crâne, et qui a reçu le nom de clou hystérique. Quelquefois, il existe des douleurs abdominales assez intenses pour faire croire à une affection grave de cette cavité. En général, ces névralgies se distinguent par leur fugacité et leur extrême variabilité. La menstruation ne présente rien d'anormal ; seulement à cette époque apparaît souvent une sédation ou une recrudescence de tous les symptômes. En dehors de ces divers troubles fonctionnels, qui peuvent

avoir une intensité variable et se montrer isolément ou simultanément, il existe toujours dans
l'hystérie confirmée des accès variables, mais
caractéristiques. Les plus communs sont la boule
hystérique et l'attaque de nerfs. Le premier est
caractérisé par la sensation d'une boule qui
part de l'abdomen ou de l'estomac, suit le trajet
gastro-intestinal et monte jusqu'à la gorge, où
elle se fixe, et y détermine une constriction pénible. qui occasionne une angoisse extrême et
fait craindre la suffocation. L'accès est en général très-court, mais revient fréquemment, quelquefois vingt fois par jour.

Ce curieux phénomène demeure inexpliqué.
Les uns l'attribuent au dégagement d'un gaz
s'élevant aux parties supérieures: de là, le nom
de vapeurs donné souvent à la maladie; d'autres le considèrent avec plus de raison comme
une crampe spéciale de l'élément musculaire du
conduit gastro-intestinal.

L'attaque de nerfs débute spontanément ou
éclate à la suite d'une colère, d'une contrariété,
d'un chagrin, etc. Le malade pousse un cri et
tombe; en même temps les membres présentent des crampes très-douloureuses et de véritables convulsions.

La connaissance est complète; seulement le
malade pousse des cris aigus, cherche à se

meurtrir ou se jette sur les assistants; il existe
à la gorge une constriction extrêmement fati-
gante et la sensation d'un corps étranger que
le malade cherche toujours à enlever. L'accès
présente des paroxismes et des rémissions, et,
après une durée qui peut varier de quelques
minutes à plusieurs heures, il se termine par
une émission de larmes ou d'urine, des sueurs
etc., et il reste à peine un peu de fatigue musculaire. Son retour est tout à fait indéterminé, souvent il revêt d'autres formes; il peut être remplacé
par un état syncopal particulier, une véritable
apoplexie nerveuse qui prive subitement le malade des phénomènes extérieurs de la vie. Dans
des cas plus rares, une ou deux fonctions persistent et donnent lieu à des accès très-variés.
Ou en a vu plus d'une fois conserver l'intelligence après avoir perdu complétement le pouvoir des manifestations extérieures, être considérés comme mortes et traités comme telles.
Tout le monde connaît l'histoire d'André Vésale,
et les faits de même nature ne sont pas rares
dans la science; d'autres perdent subitement la
volonté et le mouvement, tandis que les muscles ayant conservé leur contractilité donnent
aux membres la possibilité de conserver indéfiniment les attitudes les plus fatigantes. C'est
à cet état cataleptique qu'il faut attribuer la

plupart des faits miraculeux dont les légendes
religieuses sont si riches. Souvent les hallucinations viennent constituer l'accès. La femme
tombe dans une extase mystique ou amoureuse,
suivant la tournure de son esprit, ou manifeste
une frayeur invincible ; d'autres présentent un
véritable accès de folie qui peut prendre toutes
les formes.

Nous devons encore mentionner une série
d'accidents communs dans cette affection, nous
voulons parler des paralysies du sentiment et
du mouvement.

Les paralysies du mouvement sont plus ou
moins étendues et plus ou moins durables, en
général locales ; elles peuvent être hémiplégi-
ques et même paraplégiques. La paralysie du
sentiment existe en général à la surface de la
peau et coïncide souvent avec un état hypéres-
thésique des muqueuses. Cette exaltation de la
sensibilité existe surtout aux muqueuses vul-
vaire, vaginale et de l'utérus, et constitue des
douleurs déchirantes. Il est encore des phénomènes qui peuvent se montrer dans le
cours de l'hystérie à titre de complication ou
d'élément. Nous citerons en particulier la chorée. Il en est encore de plus étranges. Louyer-
Villermay assure avoir vu des femmes hystériques dont la peau dégageait des étincelles élec-

triques sous le frottemeut de la main. Il est bon
de noter que bien souvent elles simulent avec
un art infini les accidents que nous avons énu-
mérés. Le besoin de mentir et de tromper est
un caractère inhérent à la maladie; aussi est-cc
dans cette classe de malades que nous rangerons
les somnambules, les illuminés, etc. La marche de cette affection est extrêmement longue,
et dans les formes graves, les troubles variés
de la nutrition amènent un dépérissement général, désigné sous le nom de cachexie nerveuse
et se confondant avec la chlorose : il est rare
néanmoins de voir la mort en être la conséquence. Il existe une grande dissidence d'opinions sur la question de savoir si la maladie
peut affecter les hommes. Conformément à son
étymologie, si on la rapporte exclusivement à
un état morbide particulier de l'utérus, évidemment les hommes en sont à l'abri ; mais
cette hypothèse nous semble complétement dé-
nuée de fondement. En effet, de l'exposé des
symptômes il ressort évidemment qu'elle affecte indifféremment toutes les fonctions nerveuses sans prédilection marquée pour l'appareil génital. La forme érotique de la maladie
est trop rare pour pouvoir être prise en considération et nous semble d'ailleurs une complication au même titre que la dyspnée, la

toux, les palpitations ou tout autre symptôme. Les douleurs nerveuses de l'utérus ren-
trent dans les lésions de la sensibilité générale et ne sont pas plus fréquentes que les
autres formes de névralgies. D'autre part, si
on considère l'hypocondrie et ses divers symptômes, on est forcé de se ranger à l'opinion
de Sydenham qui considère cette dernière
affection comme un état nerveux particulier
identique à celui qu'on nomme hystérie chez
la femme. En effet, que trouve-t-on de part
et d'autre, des spasmes, de la dyspnée,
divers désordres intellectuels, des troubles
de la sensibilité générale, une identité de
marche, de cause, de traitement; le peu de
différence existant dans la physinomie des
deux affections, tient à des modifications
sexuelles inévitables.

CAUSES.

L'étiologie de l'hystérie est obscure. On peut
considérer comme causes le tempérament nerveux, l'hérédité, la vie opulente, oisive, sédentaire, l'habitude des émotions de diverses natures, colère, chagrins, contrariétés; les professions littéraires et artistiques; la fréquentation
des bals, des théâtres, des concerts; les lectures romanesques, le coït, la masturbation et en

général tout ce qui tend à exagérer l'action nerveuse. C'est surtout dans les couvents que se sont développés les exemples mémorables de cette affection. Le milieu mystique où l'on y vit, joint à la vie sédentaire (et peut-être à certaines habitudes d'immoralité), concourt puissament à son développement. Telle victime emprisonnée, tourmentée, brûlée vive comme possédée par le diable; telle folle considérée comme sainte, réputée en communication extatique avec les esprits invisibles, affectant les attitudes les plus pénibles, se laissant piquer, pincer, déchirer la peau sans manifester la moindre émotion, n'était qu'une femme hystérique paralysée et cataleptique.

DIAGNOSTIC.

Il se fonde sur la multiplicité, la mobilité, la fugacité et l'extrême variabilité des symptômes. La boule hystérique est pathognomonique. Nous ferons remarquer qu'une simple attaque de nerfs, isolée de tout autre symptôme ne suffirait pas pour établir le diagnostic.

PRONOSTIC.

Grave, non parce qu'elle menace directement la vie, mais à cause de sa durée, de

l'exaltation nerveuse qui la suit et de l'imminence des récidives.

La médication nosocratique de cette affection
est encore à trouver; on a préconisé l'opium à
haute dose et longtemps continué. On admi-
nistre aussi journellement l'assa fœtida et les
gommes fétides, la valériane, le musc, le castoréum, l'oxyde de zinc, l'électricité, etc. Nous
distinguerons le traitement général du traitement des symptômes. Nous croyons les voyages, les distractions, l'éloignement des causes,
l'observation rigoureuse des lois de l'hygiène,
l'emploi judicieux de l'électricité, merveilleu-
sement propres sinon à guérir, du moins à
abréger notablement la durée de l'affection. Le
traitement des symptômes varie avec leur nature. L'attaque de nerfs ne nécessite que des
soins de surveillance pour empêcher la patiente
de se meurtrir; quelques affusions froides,
des frictions sèches, la respiration de substances fortement odorantes, et quelques cuil-
lerées d'une potion antispasmodique ou exci-
tante. La dyspnée, quand elle persiste, est
combattue par les ventouses sèches, les si-
napismes, etc.

Les palpitations cèdent en genéral à l'usage des antispasmodiques. Les paralysies du sentiment et du mouvement se traitent par les névrosthéniques (strychnine), ou mieux par le courant d'induction.

Eclampsie.

On désigne sous le nom d'éclampsie l'ensemble de convulsions essentielles, c'est-à-dire
indépendantes d'une lésion organique du système nerveux ou d'une névrose convulsive
quelconque (hystérie, chorée, etc.). Nous ne
décrirons ici que l'éclampsie puerpérale et
l'eclampsie des enfans. La première peut se
développer pendant le travail de l'accouchement, ou à une autre époque de la grossesse,
mais toujours aux approches de l'avortement
ou du terme de la gestation. Elle est assez
souvent précédé à titre de prodromes, de lassitude, de céphalalgie occipitale, d'hébétude de
la face, de troubles des sens. Elle se manifeste
insensiblement ou brusquement par une perte
absolue de la sensibilité et de l'intelligence.
Tous les muscles sont dans un état de tension
extrême et agités par une série de secousses
peu étendues et excessivement rapides, mais
n'entraînant aucun déplacement du tronc, ni
des membres. On peut dire que cette période
convulsive se réduit au tétanos compliqué d'un
spasme généralisé de tous les muscles de l'éco-

nomie. Il en résulte un aspect particulier, gri-
maçant de la physionomie que nous croyons
inutile à décrire et que M. Dubois a comparé
au visage pittoresque du satyre. Les yeux rou-
lent dans leur orbite ou affectent une fixité
remarquable ; la langue est projetée avec violence hors de la bouche et peut être fortement
mutilée par la constriction spasmodique de la
mâchoire. La bouche elle-même est couverte
d'écume mousseuse et sanguinolente. Cette période convulsive cède peu à peu et la malade
est dans une immobilité et une insensibilité
complète. Cette deuxième période est plus longue que la première et se termine par la mort
ou par le retour à la santé ; la malade reprend
peu à peu ses facultés et ne conserve aucun
souvenir de ce qui c'est passé pendant l'accès.
Le travail continue le plus souvent et à chaque
contraction utérine correspond une nouvelle
crise convulsive.

Il n'est pourtant pas très rare de voir la matrice tomber dans un état complet d'inertie. Les
accès se renouvellent assez rapidement, et,
d'après Madame Lachapelle, si la période convulsive est plus courte et moins intense, la
période comateuse augmente considérable-
ment de durée. Quelquefois même l'accès se
réduit à un coma profond entrecoupé de temps

en temps par le retour des convulsions. La
mort est la terminaison fréquente de cet état.
Elle arrive à la suite du coma ou d'une complication. Les complications les plus communes
sont l'asphyxie, par suite de la raideur des
muscles respirateurs, ou de l'accumulation
d'écume dans l'arbre aérien ; l'hémorrhagie
cérébrale ou pulmonaire, l'anasarque, la né-
phrite albumineuse, la péritonite; on a même
vu la rupture de l'utérus. Si la maladie se termine par la guérsion, il demeure encore un
peu de fatigue musculaire, et quelques troubles nerveux persistant assez longtemps.

CAUSES.

Hérédité, tempérament nerveux, chagrins
violents pendant la grossesse, premier accouchement, vice de conformation du bassin, manœuvres obstétricales, frayeur pendant le travail, caillots dans la matrice, délivrance tardive
ou incomplète, anasarque, albuminurie, constitution forte et pléthorique. En général, les
femmes qui en ont déjà été atteintes, sont constamment sous l'imminence d'une récidive dans
les accouchements ultérieurs

Le pronostic en est grave; outre qu'elle se termine souvent par la mort, elle place les femmes
sous l'imminence d'une récidive, et communi-

que aux enfants nés dans ces conditions une fâcheuse prédisposition à contracter les maladies convulsives, propres au premier âge de la vie.

Le traitement varie suivant l'époque à laquelle a lieu la maladie. Si l'enfant est réputé viable, Stoll, Velpeau, Cazeau conseillent l'accouchement prématuré artificiel. Si l'accouchement a eu lieu avant l'accès, on doit visiter l'utérus, en extraire le délivre ou ses lambeaux, et les caillots sanguins qui pourraient y être accumulés. Dans la plupart des cas, il suffit d'avoir ramené l'utérus à ses conditions normales pour que la maladie s'efface complétement.

Si elle persiste malgré ces précautions, ou que l'époque peu avancée de la grossesse ne le permette pas, on doit recourir à de fortes saignées, à une application de sangsues aux apophyses mastoïdes, aux bains, aux révulsifs, à la compression des carotides, à l'opium, aux antispasmodiques ; en même temps, on doit surveiller la femme pendant la période convulsive pour empêcher les accidents. Si une femme enceinte est sous l'imminence de l'éclampsie en raison de son état nerveux, ou d'une attaque antérieure, on doit avoir recours à une prophylaxie appropriée.

Eclampsie des Enfants.

On sait que les convulsions sont très fréquentes dans le premier âge de la vie ; elles dominent pour ainsi dire la pathologie de l'enfance ; elles se montrent en effet dans le courant de toutes les maladies, soit à titre d'élément ou de complication, et éclatent quelquefois à la suite des circonstances les plus légères.

Aussi, M. Trousseau a dit avec raison, que la convulsion est le seul délire possible chez l'enfant à la mamelle ; mais, outre ces accidents si communs, il existe chez eux une névrose bien définie ayant ses causes, ses symptômes et ses accidents consécutifs ; elle est constituée par une série d'accès convulsifs, revenant par intervalles, et faisant explosion brusquement, sans être précédée d'aucune espèce de prodromes, ou seulement d'un peu d'agitation. d'insomnie, etc. Elle se manifeste par une perte absolue de la sensibilité et l'apparition de convulsions toniques et cloniques d'une extrême violence. Pendant l'accès, les yeux sont fixes, la face cyanosée, la bouche écumeuse , le pouls petit et très-accéléré, la respiration pénible et entrecoupée; après quelques minutes, cet appareil effrayant se dissipe et fait place à un sommeil paisible. Quelquefois les accès se renouvellent plusieurs fois dans la journée, ou quelques jours de suite, sans accidents sérieux; pourtant on a vu quelquefois la mort arriver par asphyxie, par hémorrhagie cérébrale ou pulmonaire, par la violence des convulsions, etc.; quelquefois aussi les convulsions laissent des accidents durables, tels que le pied-bot, le torticoli, le strabisme, une paralysie. M. Guérin attribue même la plupart des rétractions musculaires et des déviations osseuses congéniales à des accès d'éclampsie intra-utérine.

CAUSES.

Le tempérament nerveux, les dispositions morbibes de la mère ou de la nourrice, la pléthore, l'anémie, une frayeur, un coup de soleil, une indigestion, une difficulté de dentition, etc. Cette affection, qui est loin d'avoir la gravité que lui attribuent les gens du monde, et surtout la sollicitude des mères, peut cependant, dans quelques conditions très-rares, se terminer par la mort. Nous en avons plus haut expliqué le mécanisme.

TRAITEMENT.

L'éloignement des causes, les bains et en général les agents de la médication antispasmodique, constituent les éléments du traitement à
leur opposer.

Chorée, Danse de St-Witt ou de St-Gui.

La chorée peut-être définie : une affection nerveuse propre à la période de l'enfance, qui s'étend de la deuxième période à la puberté et qui se caractérise par des mouvements désordonnés des muscles de la vie de relation et l'impossibilité d'exécuter les mouvements volontaires. Cette définition, qui a le défaut d'être un peu longue, présente l'avantage d'enfermer en une seule phrase les traits principaux de cette maladie singulière. M. Bouillaud nous semble la caractériser d'une façon très heureuse en la nommant la folie des muscles.

SYMPTOMES,

En général, elle est précédée d'une période prodromique assez longue ; l'enfant devient bizarre, irascible, maladroit ; il a déjà quelques mouvements involontaires, mais le plus souvent ces signes précurseurs passent inaperçus. Lorsque l'affection est déclarée, elle est générale ou locale, quelquefois hémiplégique et toujours plus marquée d'un côté que de l'autre, rarement elle est limitée à un membre, le bras ou la

jambe. Les organes affectés sont constamment
agités par des mouvements plus ou moins étendus et souvent très fatigants; en même temps,
la faculté de se mouvoir régulièrement est
éteinte. Si le malade veut porter les aliments à
sa bouche, il ne peut y parvenir; s'il veut mar-
cher, il lève la jambe et la porte tantôt à droite,
tantôt à gauche, tantôt en arrière ; quelquefois
il exécute une espèce de glissade qui simule les
pas d'un danseur, c'est de là que lui vient son
nom de chorée (*chorea*) ou danse de Saint-Witt.
Sydenham comparait la démarche du choréique
à celle du maniaque. S'il veut parler, la langue
refusant d'obéir à la volonté, il ne peut y parvenir qu'avec une peine extrême, et en articu-
lant une phrase après l'autre.

Le professeur Trousseau prétend que, quelque intense que soit la chorée, les mouvements
cèdent toujours pendant le sommeil, mais on
peut dire que cela n'a guère lieu que dans les
cas de chorée légère ; que dans les cas très
graves il y a plutôt rémission que cessation des
phénomènes morbides. Au milieu de ces désordres de la motilité volontaire, les fonctions de
la vie organique s'accomplissent avec assez de
régularité; l'intelligence est à peine obscurcie, il
y a seulement un peu de tristesse et d'hébétude;
pourtant lorsque la maladie prend une marche

intense, extrême, le sommeil devient impossible, les digestions se troublent, la soif apparaît, la fièvre s'allume, la langue se sèche et le malade tombe dans un état de prostration, troublé seulement par un spasme généralisé de l'appareil musculaire ; dans ces conditions, il n'est pas rare de voir arriver la mort au milieu de convulsions ou dans le coma, mais cette terminaison fatale est loin d'être fréquente, le plus souvent la maladie guérit après une durée de deux ou trois mois. Les récidives sont fréquentes; quelquefois elle se reproduit six mois ou un an après; on l'a vu revenir ainsi pendant plusieurs années de suite. On cite aussi des exemples de chorée, partielle ou générale, revenant tous les jours à heure fixe , mais ces cas, fort peu nombreux, nous semblent sinon être révoqués en doute , au moins être considérés comme des formes spéciales de fièvres larvées. Souvent après sa guérison , elle laisse des tics de la face ou des membres qui persistent toute la vie.

CAUSES.

Les causes de la chorée sont surtout l'âge, la dernière période de la seconde enfance y est principalement exposée.

Les autres âges de la vie n'en sont pas pourtant à l'abri, on l'a vue attaquer quelquefois des adultes

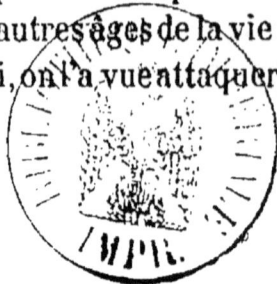

5

et même des vieillards. Le sexe féminin est encore une cause prédisposante manifeste, à cause de la révolution physiologique qui s'opère chez les jeunes filles de cet âge ; viennent ensuite le tempérament nerveux, une prédisposition héréditaire, une dysménorrhée, la présence d'helmintes dans l'intestin, une difficulté de dentition ; parmi les causes déterminantes, nous citerons les coups, les frayeurs, les émotions de diverses natures, la masturbation, etc.

DIAGNOSTIC.

On doit la distinguer avec soin du simple tremblement qui, tout en gênant les mouvements volontaires, ne les empêche pas absolument ; du délirium trémens, qui n'est qu'un tremblement avec attaques convulsives, hallucinations et autres troubles de l'intelligence qui manquent complètement dans la chorée. D'ailleurs, l'âge, les signes commémoratifs viennent éclairer le diagnostic ; nous en dirons autant de l'empoisonnement par les solanées vireuses.

PRONOSTIC.

La chorée n'est pas une affection sans gravité ; sa durée est longue, elle expose aux récidives et laisse souvent des traces ineffaçables de son passage.

TRAITEMENT.

On doit d'abord éloigner les causes ; puis avoir recours aux antispasmodiques, aux bains sulfureux, alcalins ou froids. M. Trousseau conseille de transformer l'agitation musculaire en convulsion tonique, en un tétanos artificiel à l'aide de la noix vomique ou de ses préparations, et dans le cas ou la médication strychnée est inefficace , il provoque le sommeil par de fortes doses d'opium. Cette médication énergique n'est pas sans danger ; dans la plupart des cas, nous pensons qu'elle doit être proscrite.

En effet, la strychnine produit quelquefois des ruptures de muscles et l'usage immodéré de l'opium a des inconvénients d'une autre nature et qui sont trop connus pour que nous les développions ici. En résumé, nous pensons que l'emploi des antispasmodiques à l'intérieur, des excitants à l'extérieur, aidés de la gymnastique et de l'électricité, constituent le mode de médication le plus rationel et le plus efficace.

Asthme.

Cette affection, dont les symptômes sont si connus et si tranchés, soulève relativement à sa nature une discussion interminable; les uns la considèrent comme une lésion des nerfs présidant à l'hémathose et regardent comme secondaires le catarrhe et l'emphysème. Les autres veulent au contraire que l'attaque d'asthme ne soit que le symptôme de ces affections et le confondent avec eux. Nous pensons qu'il en est ainsi dans la plupart des cas, mais on ne peut nier que l'asthme n'existe souvent à l'état de lésion primitive purement nerveuse et développant secondairement un emphysème et une bronchorrhée.

Quoiqu'il en soit, nous le décrirons comme une affection complexe de l'appareil respiratoire, symptomatiquement caractérisé par des accès de dyspnée suffocante et accompagnée d'expectoration et d'emphysème. Nous ferons remarquer aussi que les anciens médecins confondaient, sous cette dénomination, tous les accès de dyspnée symptomatique ou essentielle;

de là, les noms d'asthme sec, asthme humide, asthme aigu de Millar, asthme Thymique, asthme de Kopp, donnés à la bronchite chronique, à la laryngite striduleuse, au spasme de la glotte, etc. L'accès est en général précédé de quelques prodromes fort courts, c'est une espèce de lassitude de la voix, le malade craint de parler; c'est un peu de toux, une légère oppression, enfin un chatouillement à la gorge ou un léger accès de toux se manifestent et l'accès est déclaré. D'autres fois, le malade se réveille en sursaut, car c'est presque toujours la nuit qu'il a lieu; il se lève brusquement sur son séant, ou court sur une table ou sur une cheminée appuyer fortement les coudes pour donner plus de fixité aux humerus, et fournir un point fixe aux muscles de la poitrine qui viennent s'insérer à la coulisse bicipitale; il demande de l'air, dans un état d'angoisse extrême qui lui fait considérer comme imminente la suffocation. Chaque aspiration est accompagnée d'un soupir; en même temps l'estomac et l'intestin se remplissent de gaz et en pressant sur le diaphragme augmentent la dyspnée; il y a de temps en temps une petite toux sèche : à la percussion on constate assez souvent une sonorité exagérée; à l'auscultation se révèlent des râles muqueux divers, peu à peu la toux se ramollit, la peau s'humecte, il survient des éractations et des flatulences, le malade crache des mucosités abondantes, la gène respiratoire s'amende, le malade s'endort et se réveille complètement guéri. Quelquefois l'attaque se compose de plusieurs accès revenant pendant quelques nuits consécutives. D'autres fois elle est constituée par un seul accès et ne revient que longtemps après et à une époque tout à à fait indéterminée. Pendant cet intervalle, l'appareil respirateur est complètement libre, mais après que les accès se sont multipliés, la maladie passe à l'état chronique; il demeure toujours une grande tendance à l'essouflement, la toux est perpétuelle, l'expectoration abondante, l'haleine bruyante et les récidives fréquentes. A l'autopsie, on a trouvé quelquefois une lésion du nerf pneumogastrique, et toujours on rencontre les caractères anatomiques de l'emphysème pulmonaire, par dilatation ou par rupture, et la muqueuse bronchique couverte de mucosités.

CAUSES.

Les causes de l'asthme essentiel sont l'hérédité, l'âge, le climat, certaines professions, le catarrhe bronchique, l'emphysème. Nous ne devons point faire entrer ici les diverses lésions

organiques du cœur et du poumon qui entraînent
des accès de dyspnée symptomatique. Parmi les
causes occasionnelles de l'accès nous citerons
comme étant les plus fréquentes , un écart de
régime, une indigestion, une fatigue de l'appareil musculaire ou vocal, une colère, etc.

DIAGNOSTIC.

Toute la difficulté consiste à distinguer si
l'asthme est essentiel ou symptomatique d'une
lésion de l'appareil pulmonaire, ou du centre
circulatoire, on y parvient à l'aide d'une explo-
ration attentive de ces organes.

PRONOSTIC.

L'asthme ne compromet pas l'existence, on a
même dit que c'est une prime de longévité, ce
qui n'en constitue pas moins une affection excessivement fâcheuse en raison de son opiniâtreté et de la tendance fatale qu'elle a à s'aggraver indéfiniment.

TRAITEMENT.

Le traitement de l'accès consiste à donner au
malade quelques boissons aromatiques, à allumer les lumières, à faciliter la circulation de l'air
dans l'appartement, à lui faire fumer cinquante

centigrammes de feuilles de belladone ou de
datura mélées à du tabac ordinaire ou avec de
la sauge. Un vomitif suffit presque toujours à
faire avorter l'accès. Un médecin du midi, Du-
cros, a souvent fait avorter un accès et même
éloigné le suivant par la cautérisation du pha-
rynx avec un pinceau chargé d'ammoniaque liquide; pour que l'opération réussisse sans accident, il faut d'abord agir avec une dissolution
faible. Il existe encore divers procédés spéciaux;
on cite souvent l'exemple de M. Pasquier (le
frère de l'ancien chancelier) qui, aux approches
de l'attaque, faisait allumer un grand nombre
de bougies dans son salon, et réussissait presque toujours à l'éloigner. Nous ne pensons pas
que l'électricité ait jamais été essayée, mais on
ne saurait révoquer en doute son efficacité dans
l'asthme essentiel, à condition qu'elle soit convenablement employée.

Coqueluche, Spasme de la glotte, Laryngite striduleuse.

La première de ces affections ne saurait trouver ici une place convenable. L'accident nerveux n'est ici que secondaire, aussi nous n'en parlons que pour mémoire, quand au spasme de la glotte, il est si rare que nous n'en dirons que quelques mots; il débute ordinairement d'emblée par un accès de suffocation, l'enfant s'arrête, sa face bleuit, ses yeux s'injectent et après quelques secondes, quelquefois plus, d'une terrible angoisse, tout disparaît et il reprend ses jeux; mais les accès ne tardent pas à se renouveler et un tiers à peu près des enfants succombent asphyxiés, ses causes, son mécanisme sont à peu près inconnus.

L'inefficacité des agens de la médication révulsive et antispasmodique est constatée, c'est ici surtout que l'application du courant d'induction est appelée à rendre d'éclatants services. Ce que nous avons dit de la coqueluche s'applique à la laryngite striduleuse, d'ailleurs c'est une affection sans gravité.

5.

Tétanos.

Le tétanos est une convulsion tonique des muscles soumis à la volonté. Il est partiel ou général
et prend différents noms suivant la partie du sys-
tême musculaire qu'il affecte; lorsqu'il est borné
aux muscles de la région antérieure, empro-
stothonos et pleurostothonos, si la contraction
a envahi les muscles de la région latérale. Ces
mots tant ridiculisés par Molière, sont quelquefois remplacés par les dénominations plus simples de tétanos antérieur, postérieur et latéral.
Il est facile de concevoir les symptômes caractéristiques de chacune de ces formes. On donne
le nom de trismus au tétanos des muscles élé-
vateurs de la machoire (plérygoïdiens , massé-
ter, crotaphyte). Dans ces cas, les maxillaires
sont convulsivement rapprochés, et nul effort ne
saurait vaincre la résistance musculaire, le rire
sardonique est le tétanos des muscles de la face
qui viennent aboutir à l'orbiculaire des lèvres,
il en résulte un rictus qui donne au malade
quelques ressemblances avec un homme qui rit,
de là son nom. L'épithète de sardonique lui vient

de ce qu'autrefois on avait remarqué qu'une
herbe qui croit en Sardaigne a la propriété de le
développer. Le spasme cynique peut être envi-
sagé comme un tétanos hémiplégique de la face ;
il en résulte une distorsion particulière de la
bouche qui rappelle la physionomie d'un chien
qui menace. Le tétanos partiel ou général peut
être symptomatique ou essentiel.

Cette dernière forme, rare chez nous, es
commune sous les tropiques et surtout chez les
individus de couleur. Elle décime, dit-on, les
négrillons de la côte de Guinée. Assez souvent
son début est précédé de prodromes. Les signes
avant-coureurs se réduisent généralement à
une fatigue musculaire considérable et à une
tendance invincible à s'allonger. Lorque le mal
est déclaré, les membres sont dans un état de
tension extrême et continue ; il en résulte une
douleur considérable et divers autres accidents.
Toutes les deux ou trois minutes il y a des paroxysmes de tension auxquels correspondent
des paroxysmes douloureux. Les yeux sont
fixes et dans quelques cas ils conservent leur
mobilité ; les dents sont serrées, les lèvres
écartées, la respiration est diaphragmatique ; la
tension des muscles de l'abdomen donne lieu
à des selles et à des émissions involontaires
d'urine ; le pénis est dans un état d'érection

extrêmement douloureux. Au milieu de ce désordre le pouls est normal , les fonctions organiques ne rencontrent que les difficultés indirectes provenant de l'état anormal des muscles ; mais cela suffit presque toujours pour amener la mort par asphyxie. L'intelligence est généralement intacte jusqu'au dernier moment.

Le pronostic est un peu moins fâcheux dans le tétanos essentiel et dans les formes intermittentes. La durée est généralement de trois à huit jours.

CAUSES.

Le traumatisme et notamment les plaies des doigts, les piqures de nerf, de tendon, les contusions , les désordres articulaires sont la cause la plus commune. La saison contribue aussi à son développement, le climat est une cause active. En dernier lieu nous mentionnerons l'action des strychnées (noix vomique, fève St-Ignace, fausse angusture, rhus radicans , rhus toxicodendron et peut-être quelques renonculacées).

DIAGNOCTIC.

La maladie a des caractères tellement tranchés qu'il est impossible de la méconnaître.

PRONOSTIC.

Toujours mortelles : on doit excepter-les formes intermittentes et symptomatiques qui présentent quelque chance de guérison. Il en est de même de l'empoisonnement par les strychnées.

TRIMEMENT.

On a tout assayé en vain : sangsues, saignées, bains, révulsifs, excitants, narcotiques, anesthésiques, etc. Dans la forme intermittente nous avons vu un cas de guérison sous l'influence combinée des médications quinique et anesthésique.

Il est probable que l'électricité rendra tôt ou tard de grands services dans le traitement de cette terrible affection. Dans l'état actuel des choses, tout nous porte à croire qu'elle est probablement le médicament réellement nosocratique.

Paralysie.

Les paralysies du mouvement et du sentiment sont en général symptomatiques d'une
lésion des centres nerveux. Néanmoins on les
trouve quelquefois localisées dans un organe
ou une portion d'organe, et complétement indépendantes de l'état de l'encéphale et du ra-
chis. A ce compte, elles constituent de simples
névroses et leur histoire doit trouver sa place
ici. Nous ne parlerons que de celles que l'on
rencontre ordinairement : paralysie des muscles de l'œil, de la face, du sterno-cleïdo-mas-
toïdien, etc.

Paralysie des muscles de l'œil

On se rappelle que les muscles de l'œil reçoi-
vent le mouvement des nerfs de la troisième et
de la sixième paire. Le nerf moteur oculaire
commun anime le releveur de la paupière supérieure et les muscles droits, supérieur, interne
et inférieur de l'œil ; le petit oblique est aussi
sous sa dépendance. Les deux autres (grand
oblique et droit externe) sont en rapport, l'un

avec le pathélique et l'autre avec le nerf moteur
oculaire externe. En outre, le ganglion ophtal-
mique composé d'un rameau de la troisième et
de la cinquième paire, servant d'après Longet
et Arnold de racine motrice à l'iris, les mouvements de la pupille se trouvent aussi réglés par
le nerf oculo moteur commun. Comme celui-ci
est le plus souvent affecté, nous ne parlerons
que de la paralysie des muscles de l'œil qu'il
détermine. La maladie est souvent précédée
d'étourdissements, de douleurs névralgiques,
de divers troubles de la vision, de lourdeur de
la paupière, et enfin elle débute par une chûte
plus ou moins complète du voile supérieur de
l'œil. A cela se joint bientôt une projection de
l'œil en avant, un strabisme divergent extrè-
me, une dilatation permanente de la pupille et
de la diplopie. La vision de chaque œil individuellement n'est pas troublée, la paupière ni
la conjonctive ne sont pas en général douloureuses. Une forte lumière ou une application
considérable d'atropine peuvent encore, à
moins que l'affection ne soit trop intense,
amener quelques mouvements de la pupille. La
paupière peut aussi exécuter quelques mouvements à cause de ses rapports avec le frontal.
Le strabisme peut encore augmenter ou dimi-
nuer à volonté à cause de la connexion des

muscles affectés avec l'orbiculaire. La durée de la maladie est indéterminée et elle est d'autant plus opiniâtre qu'elle est plus ancienne.

CAUSES.

Elle est souvent produite par un traumatisme direct, par l'action prolongée du froid, de la fatigue des yeux, et, par suite, elle est l'apanage des professions qui exigent une grande attention de la vue.

DIAGNOSTIC.

La paralysie essentielle se distingue aisément d'une paralysie symptomatique d'une lésion cérébrale , par son caractère essentiellement local du strabisme ; tenant à une rétraction des muscles du côté opposé, par l'état de la pupille et celui de la paupière. D'ailleurs, l'état de la paupière et la direction du globe oculaire la feront distinguer du mydriasis.

TRAITEMENT.

C'est ici que l'électricité dégagée par l'électro-puncture trouve une heureuse et efficace application. Si le malade s'y refuse, on peut recourir à l'application de vésicatoires volants autour de l'œil, saupoudrés avec une très-petite quantité de strychnine.

Nous rappellerons en même temps que l'électricité des machines doit être en général proscrite du traitement des maladies des yeux.

Paralysie de la face.

La paralysie de la face est la plus commune des paralysies essentielles. Elle est sous la dépendance d'un état morbide de la portion dure du nerf de la septième paire. Elle débute brusquement ou peu à peu, lorsqu'elle est déclarée, elle donne lieu à un ensemble de symptômes très facile à saisir. L'insensibilité des parties paralysées détermine une physionomie grimaçante spéciale, qui s'exagère encore dans le rire, le parler, etc. Le côté du front paralysé ne se ride plus, et contraste avec le côté sain. La paupière inférieure est légèrement abaissée et pendante, tandis que la supérieure, ne s'abaissant plus, il en résulte l'impossibilité de fermer l'œil, qui, en apparence, est plus volumineux. Le point lacrymal inférieur se trouvant détourné, les larmes ne sont plus réparties également à la surface du globe oculaire; de là, sécheresse de la muqueuse, et même si l'état se prolongeait indéfiniment, on pourrait craindre une xérophtalmie; l'aile du nez est relâchée, le nez

lui-même est tiré du côté opposé, la bouche
tirée du côté sain laisse échapper la salive du
côté malade. La prononciation des labiales est
tout-à-fait impossible, l'action de siffler ou de
cracher est interdite ; la joue du côté malade
est pendante et celle du côté opposé est tirée en
sens contraire. A ces symptômes constants et
caractéristiques, s'en joignent quelquefois d'autres, que les rapports anatomiques du nerf
malade peuvent expliquer (affaiblissement de
l'ouie, altération du goût, déviation de la langue, etc.). Sa durée est de quelques semaines, et
sa terminaison la plus habituelle est la guérison ; mais celle-ci n'arrive guère que lentement
et pour ainsi dire par degrés.

CAUSES.

Traumatisme local, affection du rocher, application du forceps, vice rhumatismal, froid ;
âge adulte, sexe masculin, émotions, etc., telles
sont les causes qui le plus souvent amènent
cette affection.

DIAGNOSTIC.

La difficulté consiste à savoir si la maladie
est sous la dépendance d'une affection de l'encéphale où si elle est essentielle. L'absence de
troubles nerveux graves et plus étendus suffira

la plupart du temps pour éclairer le diagnostic.
En général, on peut dire aussi que la paralysie
symptomatique a une marche plus lente, plus
insidieuse et des troubles anatomiques divers
du côté de l'oreille.

TRAITEMENT.

Eloignement ou traitement des causes : applications strychnées par voie endermique ;
électricité.

L'histoire des autres paralysies essentielles peut
être facilement déduite comme symptômes, causes
et traitement de ce que nous avons dit de celles-ci.
En général, on peut dire que leur symptomatologie se réduit à une abolition du mouvement
et aux divers désordres qui en résultent, que
les causes sont le traumatisme, la compression, une névrose générale, ou l'introduction
dans l'économie de certains agens toxiques,
et en particulier des préparations à base de
plomb.

Satyriasis.

Le satyriasis est une maladie caractérisée par un priapisme douloureux perpétuel, un feu érotique extrême et des troubles nerveux graves et variés.

Cette affection est très-rare, et la définition que nous en avons donnée en renferme à peu près tous les éléments symptomatiques. Nous ajouterons seulement que dans les cas très graves il y a des paroxysmes pendant lesquels le malade, en proie à une exaltation nerveuse indomptable, en proie à des hallucinations diverses, n'est plus maître de ses mouvements et se jette sur la première femme venue. On a vu des individus accomplir l'acte vénérien pour ainsi dire indéfiniment, sans être rassasiés et jusqu'à ce que l'inflammation et la gangrène du pénis viennent mettre fin à leur existence. Les bases du traitement sont l'hygiène morale, le séjour à la campagne, l'exercice, les bains froids et l'emploi des anaphrodisiaques, nymphœa, camphre, etc. Nous devons ajouter que très-souvent le satyriasis est symptomatique de certains empoisonnements (cantharides, phosphore, etc.).

Nymphomanie.

La nymphomanie est un état morbide analogue, propre au sexe féminin ; elle se montre le
plus souvent à titre de complication dans l'hystérie ou dans les diverses formes de vésanie.
Néanmoins, elle se montre quelquefois, indépen-
damment de ces divers états, à titre de névrose
essentielle; elle se montre en général sous deux
états. Dans une première forme, elle n'est pour
ainsi dire qu'une exagération du tempérament
érotique, dont la Messaline des historiens nous
offre un exemple remarquable ; *lassata viris, nec
satiata recessit.* Dans quelques cas rares, l'affection offre pour ainsi dire une marche aiguë, les
femmes emportées par une ardeur sans limite
tombent dans une espèce de fureur érotique
qui les pousse au dernier excès. *Ostenditque
tuum generose Britannice ventrem.*

Dans cette forme il n'est pas rare de voir arriver la mort à la suite de divers accidents
nerveux ou de la fatigue qui résulte des excès
vénériens.

CAUSES.

Époques critiques de la femme, tempérament
génital, continenceabsolue, masturbation, affections dartreuses ou vermineuses de la vulve ou
du rectum.

Anaphrodisie.

L'anaphrodisie, qu'il faut distinguer de l'im-
puissance et de la stérilité, est l'inertie plus ou
moins complète des organes copulateurs avec
ou sans absence de salacité. Chez l'homme, elle
se caractérise en général par l'impossibité d'entrer en érection; chez la femme elle est plus difficile à noter en raison du rôle purement passif
qu'elle joue dans l'acte générateur. On peut dire
qu'elle est caractérisée par une insensibilité
spéciale des organes génitaux et l'absence de
l'appétit vénérien. En général ces affections re-
connaissent pour cause une prédisposition con-
géniale, ou plus souvent des causes occasionnelles comme les excès vénériens, l'abstinence
absolue, une préoccupation intellectuelle vive etc.
Souvent aussi l'anaphrodisie est le symptôme
des affections commençantes, des centres nerveux, du diabète, des cachexies, des gastralgies
graves, de certains empoisonnements, etc.

Comme traitement on doit surtout insister
sur les causes, mettre en œuvre un régime tonique, les frictions sur la colonne vertébrale, sur

l'organe lui-même. M. Trousseau a préconisé l'emploi judicieux de la noix vomique et nous devons ajouter qu'on doit sinon proscrire, du moins apporter une grande circonspection dans l'emploi des aphrodisiaques préconisés par les débauchés, et qui ont en général pour base les préparations de cantharides et de phosphore.

Chlorose.

La chlorose en raison de la lésion manifeste du sang qu'elle présente est souvent considérée comme une maladie humorale et rangée dans une autre classe. Néanmoins, en considérant attentivement sa marche et l'ensemble de désordres nerveux qu'elle met eu jeu, nous n'hésitons pas à la considérer comme une névrose spéciale qui, par la fréquence et la multiplicité des troubles nerveux de nutrition qu'elle provoque, entraîne une anémie consécutive. Malgré l'opinion de plusieurs médecins respectables qui, en considération des dérangements menstruels qu'elle suscite, en font une affection spéciale à la femme, malgré le *delirantes somniarunt* de Fr. Hoffmann, nous n'hésitons pas à reconnaître avec un grand nombre de contemporains qu'il existe chez l'homme un état tout à fait analogue, sinon identique, désigné sous le nom de chloroanhémie. Cependant comme elle se montre plus souvent chez les femmes et avec de caractères plus tranchés, c'est elle que nous prendrons pour type de notre description.

6

Elle éclate souvent au moment de la puberté ou à la suite d'un accident menstruel, et se manifeste par une série de symptômes que nous allons exposer par ordre de fonctions.

Du côté de l'intelligence, il y a de la bizarrerie, une susceptibilité, une irritabilité extrêmes, souvent des idées tristes, quelquefois un penchant à la mélancolie et même une véritable nosomanie. L'estomac et l'intestin sont le siége d'une véritable gastro-entéralgie dont les symptômes en général s'aggravent sous l'influence de la leucorrhée. Il y a de la constipation, excepté quand la maladie a fait des ravages, où l'on voit apparaître de la diarrhée ; la sensibilité générale est profondément atteinte.

Les malades accusent une céphalalgie constante avec sensation de pesanteur et de constriction temporale. Il n'est pas rare de voir apparaître diverses névralgies, notamment des douleurs iléo-lombaires. L'appareil musculaire est mou, flasque, sans activité ; la peau présente une coloration bien connue, variant du jaune verdâtre au jaune de vieille cire. Les muqueuses ont perdu leur rosé ; elles sont en général pâles, exsangues, les sclérotiques présentent une teinte bleuâtre.

La menstruation présente des désordres variés; quelquefois les règles sont constituées par un écoulement abondant de sanie séreuse décolorée, quelquefois remplacées par un véritable écoulement leucorrhéique qui persiste tout le mois. L'essouflement est caractéristique ; à la moindre fatigue, au plus léger exercice éclate un accès de dyspnée assez court, mais violent, il survient quelquefois une petite toux nerveuse très-opiniâtre. Du côté de la circulation apparaissent les symptômes pour ainsi dire pathognomoniques Il survient des palpitations violentes et fréquentes, le pouls est petit et très accéléré, en même temps il est mou, dépressible ; les veines superficielles s'affaissent et leur couleur bleue est remplacée par une teinte rougeâtre ou lie de vin. Quelquefois pourtant dans la forme que M. Beau a nommé polyémie séreuse, le pouls est plein, vibrant, les vaisseaux manifestement distendus, les dimensions du cœur semblent augmentées à la percussion : à l'auscultation on entend pendant le premier temps un bruit de soufle doux se prolongeant pendant la diastole dans les grosses artères. M. Bouillaud a constaté dans les vaisseaux du cou un bruit musical continu, renforcé à chaque impulsion de cœur et qu'il a nommé *bruit de diable*.

La peau est en général sèche et froide, les urines limpides. Si l'on abandonne la maladie à elle-même, tous les accidens augmentent ; il survient des éblouissements, des vertiges, des syncopes, des paralysies partielles ou hémiplé= giques, une œdème des membres inférieurs qui peut quelquefois se généraliser. Les fonctions intellectuelles tombent dans un état d'apathie extrême et la malade accuse cet égoïsme parti‑ culier aux maladies nerveuses qui ont les appa‑ reils de la vie de nutrition pour siége. A la lon‑ gue la mort viendrait mettre fin à l'ensemble de ces désordres, soit à la suite d'une syncope ou de quelque autre accident (hydropisie, hé‑ morrhagie), mais l'art intervient toujours effica‑ cement dans le courant de cette maladie. Nous devons ajouter que souvent l'hystérie et la cho‑ rée viennent la compliquer : on a noté aussi la fréquence de l'érythème noueux dans le cou‑ rant de la maladie,

CARACTÈRES ANATOMIQUES.

L'opinion généralement admise aujourd'hui sur l'altération du sang dans la chlorose est le résultat des travaux hémotologiques de M. Le‑ canu et de MM. Andral et Gavarret. Les anciens pensaient que la masse du sang est diminuée ; au contraire, il est démontré au‑ jourd'hui que la lésion caractéristique est un abaissement du chiffre normal des globules,

On sait que le sang à l'état normal en renferme
en moyenne 127 millièmes, et dans la chlorose
on l'a vu descendre à un cinquième de cette
quantité (27. 9); en général il est moins dense,
moins coloré, il donne un caillot mou et peu
volumineux. Quelquefois l'excès relatif de fibrine donne lieu à la formation de la couenne
qu'on trouve dans les maladies inflammatoires.

Si on examine les globules au microscope,
on remarque qu'ils sont plus petits, déformés,
quelquefois brisés.

CAUSES.

Le sexe féminin, l'âge de la puberté, les divers troubles menstruels ; les mauvaises conditions hygiéniques, les chagrins, les passions
contenues ou continuées, le tempérament nerveux ou lymphatique, les excès vénériens, etc.

La maladie peut être confondue avec une
affection organique du cœur ou une phthisie
commençante.

L'ensemble des troubles si divers que nous
avons mentionnés, et d'autre part, les ressources de l'auscultation et de la percussion habilement mises en œuvre suffiront toujours pour
établir le diagnostic.

PRONOSTIC.

Maladie grave, empoisonnant la jeunesse des femmes, leur imprimant un cachet indélébile de faiblesse et les exposant sans cesse aux récidives.

TRAITEMENT.

Le fer domine la thérapeutique de la chlorose : on peut le considérer comme l'élément nosocratique de cette affection. Sous son action on voit disparaître comme par enchantement les accidents les plus variés. Dans le traitement de cette affection, il joue le rôle de tonique, de reconstituant, d'antispasmodique, d'hémostatique, d'emménagogue, etc. — Nous ne chercherons pas à pénétrer son mode d'action; seulement nous dirons que très-probablement il agit en modifiant l'état nerveux, par suite des modifications électriques qu'il porte rapidement aux profondeurs les plus mystérieuses de nos tissus. Les expériences modernes ont constaté qu'il est rapidement éliminé par la voie des diverses sécrétions, et non assimilé ou combiné avec les éléments du sang.

D'ailleurs, la quantité totale de fer contenue dans le sang d'un individu peut être évalué en moyenne à trois grammes ; or, le traitement

d'un sujet chlorotique exige presque toujours
quatre ou cinq fois cette dose. D'ailleurs ce
qui confirme notre manière de voir relativement à son mode électrique, c'est que son
voisin dans l'ordre des affinités électriques,
le manganèse, agit de la même façon. Mais
pour que ces heureux effets se manifestent,
il faut apporter quelque soin à son administration. MM. Trousseau et Pidoux conseillent
d'employer d'abord les préparations insolu-
bles, et puis, quand l'estomac est moins sus-
ceptible, que l'économie est pour ainsi dire
faite à la médication martiale, d'avoir recours
aux préparations solubles qui sont toujours
plus énergiques. D'après une théorie qui nous
semble moins judicieuse et d'après quelque
observations cliniques qui leur sont propres,
ils en proscrivent l'usage dans le cas où le
sujet est sous l'imminence plus ou moins éloignée d'une tuberculisation; nous ne saurions
partager leur avis. Mais l'emploi de ce précieux
médicament doit être secondé par une bonne
hygiène, l'usage des toniques amers et d'une
bonne alimentation.

Folie.

Les fonctions de l'intelligence peuvent être perverties, diminuées ou incomplétement développées.

De là trois formes de vésanies : folie, démence, idiotie.

La folie, qui est la perversion des facultés intellectuelles, souvent accompagnée de troubles des facultés affectives et sensitives peut revêtir une infinité de formes. Au point de vue étiologique, on a la manie ou folie ordinaire, la folie paralytique, la folie puerpérale, la folie hystérique, la folie alcoolique, etc.

La manie elle-même se divise en plusieurs variétés principales d'après les formes symptomatiques. Si la perversion porte sur l'ensemble des facultés, elle prend le nom de manie proprement dite, si le trouble n'atteint qu'une faculté elle prend le nom de monomanie. Chaque forme de monomanie a aussi un nom spécial : manie mélancolique, lypémanie ; manie maladive, nosomanie ; manie du vol, kleptomanie ; manie incendiaire, pyromanie ; manie de l'ivresse, dipsomanie ; manie religieuse, théoma-

nie, démonopathie, zoanthropie, etc. La manie
générale ou partielle peut être aussi aiguë ou
chronique. Le délire symptomatique de la folie
aiguë prend le nom d'aliénation mentale.

Il n'entre pas dans notre plan de tracer de la
folie et de ses diverses formes une histoire dé-
taillée ; nous dirons seulement que la manie se
caractérise par la multiplicité, la succession, la
rapidité, l'incohérence des idées, les faux ju-
gements et la série de faits bizarres qui en sont
la conséquence. Au nombre des phénomènes
les plus remarquables, nous devons mentionner
les hallucinations qu'on peut définir des sensations subjectives ; elles peuvent porter sur les
fonctions de la vue, de l'ouïe, de l'odorat, etc.

Si elles atteignent les viscères nutritifs, elles
portent le nom de fausses sensations. Les hallucinations ne sont pas la folie, mais elles la
compliquent ou la précèdent souvent et exer-
cent sur sa marche une déplorable influence.
Pour n'en citer qu'un exemple, nous rappellerons que les hallucinations de la vue et de l'ouie
chez les théomanes, les mettant en rapport avec
les esprits supérieurs, exaltent singulièrement
l'idée religieuse et contribuent à aggraver le
mal. Souvent les hallucinations de la sensibilité
ont pour cause une sensation réelle, mais mal
interprétée ; tel aliéné croit avoir un animal qui

le ronge par suite d'une douleur névralgique,
d'une tumeur hémorrhoïdale, etc. Outre ces divers troubles de la vie de relation, il existe encore des accidents plus ou moins graves dans
les appareils de la vie organique. Les malades
ont la bouche sèche, ils accusent de la soif, de
la céphalalgie, de la constipation, etc. Dans les
formes aiguës, la maladie marche rapidement
vers une solution. Il n'est pas rare de la voir se
terminer par la mort ; mais la terminaison la
plus commune est sans contredit la folie chronique.

Les causes les plus manifestes sont la prédisposition héréditaire, l'âge adulte, les émotions
morales, les saisons chaudes, etc.

Le diagnostic offre quelquefois de grandes difficultés, surtout au point de vue de la médecine
légale, lorsque l'individu a quelque intérêt à dissimuler. Dans ce cas, souvent malgré l'examen
scrupuleux du malade et la connaissance appro-
fondie de la matière, il reste encore des doutes
dans l'esprit de l'expert. Nous n'entrons pas
dans le détail des diverses formes de manie,
nous dirons seulement que le monomane rai-
sonne parfaitement sur toutes choses, est ca-
pable d'accomplir les actes intellectuels les plus
difficiles, en dehors du sujet de sa manie.

Le traitement de ces diverses affections,

comprend des moyens thérapeutiques et des moyens moraux. Les premiers consistent en bains, purgatifs, saignées antispasmodiques, etc. Les seconds doivent être appropriés à la forme de la maladie, à l'âge du malade, à son sexe, à sa position sociale, et comprennent des éléments si divers qu'il est impossible de dire rien de général à ce sujet.

Folie puerpuérale.

La folie puerpérale débute ordinairement après le travail ou pendant l'allaitement. Son début est brusque ou précédé des prodromes ordinaires de la folie (rêves, tristesse, lassitude, céphalalgie, etc.). Elle peut se reproduire à chaque couche, ou n'apparaître qu'une fois. Quand à ses formes elles sont infinies. Sa durée est généralement courte, et la raison reparaît à la suite du rétablissement des règles ou de quelque phénomène critique (abcès , diarrhée , sueurs , epistaxis) ; rarement on l'a vue persister au delà de six mois.

Le traitement comprend des indications très-variables, en raison de circonstances toutes spéciales dans lesquelles la maladie s'est développée.

Folie alcoolique. Delirium tremens.

Celle-ci se manifeste chez les buveurs de profession, ou même, d'après M. Rayer, chez les personnes sobres qui par leur profession se trouvent souvent exposées aux émanations alcooliques. Son début est rarement brusque, parce que toujours elle est précédée d'insomnie, de rêvasseries, d'hallucinations, d'anorexie, de vomissements. Son explosion est annoncée par un tremblement général, du délire, des hallucinations, des attaques convulsives et une insomnie complète. Le délire peut affecter toutes les formes ; les premières atteintes persistent rarement au delà de huit jours, et le retour à la santé est annoncé par celui du sommeil. Mais les atteintes consécutives sont plus graves ; les malades peuvent succomber à la violence des symptômes, rester complétement aliénés, ou être victimes d'une paralysie générale.

Le traitement prophylactique a seul quelque efficacité. Néanmoins, comme le sommeil est en général l'indice du retour à la santé, pendant les accès, c'est à peu près la seule indication à remplir. S'il reste après la guérison un peu de faiblesse de l'intelligence, ou de désordre dans les

dées, on peut avoir recours aux excitants diffusibles.

Folie paralytique.

La folie paralytique est plutôt une complication de la folie générale qu'une forme distincte
de l'aliénation. Elle débute insensiblement par
une gêne du mouvement, un embarras de la
parole, une atrophie générale des appareils de
la vie de relation. Ces symptômes croissent fatalement, quoique avec des degrés différents de
vitesse; il s'y ajoute des convulsions, des abcès, des ulcères, des escharres, et le malade ne
tarde pas à succomber. Rarement la maladie
dure une année entière, la mort est en général
annoncée par la fréquence des congestions, le
marasme et la venue des escharres.

Le traitement consiste à soustraire le malade
aux causes et à chercher une rémission mo-
mentanée des accidents.

Folie hytérique.

Cette forme est une complication assez rare
de l'hystérie non convulsive. Elle se manifeste
par des symptômes divers : tristesse, chants
plaintifs, gaieté insolite, fureur amoureuse, etc.

M. Calmeil rattache à la folie hystérique la

plupart des scènes de possession (démonopathie), si communes à une autre époque, et l'histoire des religieuses de Loudun et de Louviers.
Sa marche est quelquefois intermittente et sa
durée indéterminée. La guérison a lieu par le
progrès de l'âge, ou à la suite d'un changement
radical de vie.

Nous ne dirons rien de la démence, sinon
qu'elle se distingue de la folie par l'absence de
l'aliénation et qu'elle n'est, le plus souvent ,
que le symptôme d'une lésion cérébrale profonde (œdème du cerveau, ramollissement, hydropisie, etc.).

Nous ne parlerons pas non plus de l'idiotie,
qui est plutôt un vice congénial qu'une maladie
liée à des circonstances locales peu connues
(goîtreux, crétins). On a un arrêt de développement de l'appareil encéphalique (hydrocé-
phale).

Nous allons parler maintenant des accidents
nerveux provoqués par l'introduction dans l'é-
conomie de certains agents toxiques. Nous nous
étendrons surtout sur la rage, l'intoxication saturnine et le mercurialisme.

Rage.

La rage est une affection aiguë transmise à
l'homme par les espèces du genre *canis*, caractérisée par un désordre général et profond de
l'action nerveuse , l'hydrophobie , et terminée
constamment par la mort. Après la morsure, il
y a en général une période d'incubation sur la
durée de laquelle on est bien loin d'être d'accord. On la fait varier de quelques jours à plusieurs années. Quoi qu'il en soit, elle est souvent
précédée de prodromes, agitation, insomnie,
frissons, pressentiments sombres, tristesse, etc.
La plaie, dont la cicatrisation avait marché régulièrement, devient ordinairement le siége de
douleurs vives, la cicatrice peut se détruire et
donner issue à une sérosité roussâtre; enfin, la
maladie se déclare par une exaltation extrême
de la sensibilité ; le moindre bruit exaspère le
malade, ses yeux s'offusquent de la seule vue des
objets brillants ; en face des liquides, il se manifeste un frisson et une horreur caractéristiques. Il paraît cependant que ces phénomènes
ne sont pas constants; on a même vu des malades boire tout le temps de la maladie ; il y a

une salivation continuelle, soit qu'il y ait exagération de cette sécrétion, soit que ce phénomène tienne à la constriction spasmodique de
la gorge qui en empêche la déglutition. Il survient d'intervalle en intervalle des paroxysmes
pendant lesquels le malade rompt les liens les
plus forts, se jette contre les murs et cherche
quelquefois à mordre les personnes qui l'entou-
rent. Quelques malades, au dire de Haller et de
Boerrhaave, éprouvent une excitation érotique
bien manifeste. Souvent le malade, craignant
que les personnes qui le soignent lui donnent la
mort, est en proie à des terreurs perpétuelles
et cherche à éloigner tout le monde.

Plus souvent pourtant, les facultés morales
et affectives persistent jusqu'à ce que le malade,
épuisé par les accès, se couvre d'une sueur vis-
queuse et succombe à la violence du mal ; la
durée de la période convulsive est en général
de trois ou quatre jours. A l'autopsie, on ne
trouve aucune lésion anatomique appréciable.
Les ulcérations (lysses), que Marochetti a décrites, qui se trouvent sous la langue et qui,
d'après Maillet, se terminent par des ulcérations, n'offrent rien de constant. En tout cas, il
résulte des expériences de l'école de Lyon, que
le liquide qui s'en écoule ne peut communiquer
la maladie.

CAUSES.

Elle se manifeste spontanément chez les diverses espèces du genre *canis ;* on ignore quelles
sont les causes qui président au développement
du virus. On a , tour à tour, invoqué le froid
intense, une température élevée, le manque
d'eau, etc., etc., on l'a considérée aussi comme
un des phénomènes consécutifs de la gastro-
entérite. Dans ces derniers temps, on a pensé
avec plus de raison à la continence forcée de
quelques individus par suite de leur domesti-
cité. En effet, la rage se développe de préférence
chez les animaux qui vivent dans ces conditions,
et indépendemment de la question de température, de climat, etc., tandis qu'elle respecte les
espèces sauvages ou les races vivant dans
une espèce de communauté, dans les rues de
Constantinople par exemple. Chez l'homme ,
elle se développe par suite de contagion ; et la
contagion elle-même ne s'exerce que par le dé-
pôt du virus au sein du torrent circulatoire. La
rage ne peut s'inoculer de l'homme aux animaux, on ignore si elle peut se communiquer de
l'homme à l'homme.

PRONOSTIC.

La rage confirmée est incurable.

TRAITEMENT.

Le traitement est essentiellement prophylactique. On doit, à n'importe quel prix, au prix
même d'une amputation, empêcher le virus de
pénétrer dans l'économie. En général, il suffit
de lier le membre, de laver la plaie, de l'expri-
mer, de la débrider et de la cautériser profondément.

Intoxication saturnine.

Les individus exposés aux émanations plom-
biques, les cérusiers, les fabricants de minium,
les broyeurs de couleurs, les fondeurs en caractères sont sujets à une série d'accidents qui
constituent l'intoxication saturnine. Tous les
individus n'y sont pas également exposés; il
existe des immunités spéciales qui demeurent
complètement inexpliquées. On dit même que
dans les fabriques du nord de l'Europe, à Mos-
cou par exemple, ces accidents, si communs et
si terribles parmi nous, sont à peu près inconnus. La maladie s'annonce, en général, par une
anémie particulière d'une durée assez longue et
caractérisée par une flaccidité des tissus, une
teinte subictérique de la peau, une décoloration
des muqueuses, souvent un peu de ptyalisme et
un liseré bleuâtre des gencives qui se généralise
et envahit toute la muqueuse buccale. Après
cette période prodromique, apparaissent les
symptômes de l'intoxication confirmée et que
nous réduirons à la colique, aux arthralgies,
aux paralysies et aux convulsions.

La colique débute après quelques jours de malaise par une douleur plus ou moins violente, lancinante ou obtuse, siégeant à l'ombilic, et de là, irradiant aux lombes et aux parties génitales.

Cette douleur est continue, mais il y a des paroxysmes pendant lesquels le malade pousse des cris, se roule dans son lit, se comprime le ventre et souvent est pris de nausées et de vomissements. Souvent le malade accuse la saveur sucrée des sels de plomb ; l'haleine est fétide ; les selles sont difficiles, les urines rares et rendues avec une certaine douleur ; en même temps, il n'est pas rare de voir survenir des douleurs articulaires, auxquelles on a donné le nom d'arthralgie saturnine. Il n'y a pas de fièvre ; néanmoins, pendant les paroxysmes, surtout chez les sujets irritables, il y a un léger mouvement de fièvre ; la durée de l'accident est de huit à quinze jours. Si le malade continue à être exposé aux mêmes émanations, la colique reparaît, et il ne tarde pas à s'y ajouter des phénomènes plus graves ; tantôt, ce sont de véritables paralysies des muscles extenseurs des doigts et des poignets, tantôt des paralysies du sentiment plus ou moins étendues et une sorte d'inaptitude spéciale à percevoir la douleur siégeant ordinairement à l'avant-bras. Ce dernier phéno-

mène a reçu de M. Beau le nom d'analgésie
saturnine. Plus tard il se manifeste des symptômes encore plus graves du côté du cerveau,
tels que engourdissement, vertiges, convulsions;
et le malade épuisé par l'anémie et cette série
d'accidents redoutables, ne tarde pas à succomber. Souvent l'albuminurie ou une hydropisie générale, viennent hâter la terminaison.

Dans des cas plus rares, un traitement ap-
proprié, éloigne les accidents et peut amener la
guérison. Le diagnostic est toujours suffisamment éclairé par la connaissance de la cause, la
profession du malade, la forme particulière de
la cachexie, etc. ; d'ailleurs, s'il existait quelques doutes, un bain sulfureux déterminerait
à la surface de la peau une teinte noirâtre, due
à la formation d'une sulfure de plomb, viendrait
mettre fin à l'incertitude.

Le traitement prophylactique consiste à ven-
tiler suffisamment les ateliers, à prescrire aux
ouvriers une propreté extrême, et à faire exécuter par des machines, certaines manipulations
très-dangereuses, le battage des plaques par
exemple; le traitement curatif varie avec les
accidents : contre la colique, les vomi-purgatifs;
contre les douleurs, en général, l'opium; contre

les paralysies, la strychnine et l'électricité;
contre les accidents cérébraux, ce qui a le
mieux réussi est encore la médecine expec-
tante pure.

Mercurialisme.

Le mercure peut être introduit dans l'économie par voie thérapeutique ou par l'absorption
des vapeurs mercurielles, à la suite des diverses
manipulations dont il est le sujet dans l'indus-
trie. A chacune de ces deux formes d'intoxication, correspondent des effets symptomatiques
différents. L'intoxication thérapeutique se manifeste par une stomatite spéciale, avec ulcéra-
tion des gencives, carie des os, gonflement des
ganglions sous-maxillaires, saveur métallique,
haleine fétide, salivation énorme ; la face est
bouffie, les tissus sont flasques, les vaisseaux
superficiels effacés, le pouls fébrile ; il survient diverses éruptions à la peau (hydrargyrie).
Rarement on voit apparaître des phénomènes
nerveux ; les accidents révèlent une marche sub-
aiguë et varient d'ailleurs d'intensité avec la susceptibilité individuelle, la substance employée
et le mode d'administration. Tout le monde connaît la déplorable rapidité avec laquelle les bi-
sels de mercure agissent sur l'économie et le
mode d'action du calomel, suivant qu'il a été
pris en une fois, ou par la méthode de Law.

La seconde forme marche avec plus de lenteur, il se développe également une anémie
spéciale, avec prostration extrême des forces
musculaires, tremblement commençant par
les membres supérieurs, se généralisant ensuite et s'exagérant quelquefois au point de
rendre impossibles les mouvements de préhen-
sion; les facultés intellectuelles baissent aussi
progressivement. Dans quelques cas rares, il
survient des douleurs dans le tissu osseux; enfin, dans son expression la plus élevée, le sang
plus pauvre en globules et même en fibrine,
s'échappe par toutes les muqueuses; il survient
des infiltrations séreuses, et le malade finit par
succomber. Souvent la mort est précédée de
convulsions, d'hallucinations, etc.

Le traitement comprend d'abord l'éloignement des causes et des indications différentes
suivant les accidents. On combat la stomatite
par les collutoires acides ou astringents; les accidents nerveux par l'opium, la salivation par
les purgatifs; les éruptions par les applications
émollientes, la cachexie par le fer. Dans ces derniers temps, M. Raspail est parvenu à séparer
du sein des tissus le mercure métallique au
moyen de l'action électrique de deux disques su-
perposés de cuivre et de zinc.

Electro-thérapie.

Il existe universellement répandu dans la
nature un agent mystérieux et d'une puissance infinie, dont l'antiquité soupçonnait à
peine l'existence et qui de nos jours a subite-
mente illuminé l'horizon de toutes les sciences, déplacé l'axe de la plupart des industries,
aboli les distances, détrôné le calorique et la
lumière et dont l'immense généralité d'ation et
d'origine rappelle involontairement l'âme uni-
versslle de la philosophie ancienne :

. . . Totam diffusa per artus
Mens agitat molem et magno se corpore miscet.

De ses rapports évidents avec la série des
phénomènes que présentent les corps organisés
et en particulier de son influence sur l'intégrité
des fonctions animales, découlent des conséquences thérapeutiques de l'ordre le plus élevé
et qui font l'objet des recherches les plus acti-
ves. Si le résultat n'a pas toujours été en rapport avec les espérances, il faut moins accuser
le zèle et l'intelligence des observateurs que
l'imperfection des méthodes et la difficulté inhé-
rente à ces sortes d'investigations. La science
n'est pas l'œuvre d'un individu, ni d'un siècle,

7

elle est le produit des efforts incessants de l'humanité. Dans la question qui nous occupe, les premiers venus ont étudié le fait dans son expression la plus simple, la commotion ; plus tard sont vennues les expériences relatives à l'effet des courants voltaïque et d'induction ; de nos jours un nombre considérable d'expérimentateurs ont cherché à tirer profit des quantités d'électricité developpées par les réactions chimiques au sein des parenchymes ou à la surface des membranes, et personne avant nous, du moins nous croyons, n'a cherché à déterminer le rôle de l'agent nouveau dans les maladies, ni quelle part lui revient dans les méthodes thérapeutiques anciennes que l'empirisme a concacrées.

Mais avant d'exposer nos idées à ce sujet, il est nécessaire de jeter un coup d'œil en arrière et de constater rapidement l'état actuel de nos connaissances au point de vue médical. On sait que l'ambre, le verre, le soufre, les résines etc., aquièrent par le frottement la propriété d'attirer les corps légers et de les repousser dans certaines circonstances. Pour concevoir et coordoner les faits, une hypothèse déjà ancienne admet dans tous les corps la présence d'un fluide que le frottement peut décomposer en éléments qui s'attirent ou se repoussent, sui-

vant leur nature respective. Dans ces conditions
l'électricité dite statique est fournie par l'élec-
trophore ou les machines électriques ordinaire,
de Van Maram, de Nairne; et récoltée à l'aide
d'un condensateur d'une forme particulière
(bouteilles de Leyde, batteries électriques).
L'effet est ici instantané et ne peut guère être
employé en médecine que comme moyen per-
turbateur, lorsque des ressources plus conve-
nables ont été employées ou dans un cas grave
et pressant. L'école italienne lui attribue d'autres propriétés et l'emploie sous une autre forme. Mais cette méthode prônée autrefois, du
moins au delà des monts, n'a jamais fait for-
tune parmi nous et repose sur une hypothèse
gratuite. Néanmoins nous verrions avec peine
proscrire d'une manière absolue l'usage du ta-
bouret isolant. Mieux étudiée peut-être cette
forme d'électricité ne sera pas sans utilité. On
sait aussi que les substances hétérogènes, les
métaux principalement, mis en contact avec de
l'eau acidulée dégagent des quantités indéfinies
d'électricité, constituant de véritables courants.
Cette électricité en mouvement, découverte par
Galvani, mieux comprise par Volta, et de notre temps, étudiée avec tant d'éclat par Orstedt
Ampère, Becquerel, etc., possède des propriétés énergiques qui se traduisent par des

phénomènes physiques, chimiques et physiologiques. L'art de guérir a tiré profit de cette tri-
ple source de richesse avec plus ou moins de
bonheur. Ainsi le courant a pu servir de cautère ; le rhéophore amené dans un anévrisme
en faisant affluer les acides dans la tumeur, en
coagulant le contenu , en a pu amener la réso-
lution.

Nous avons déjà dit que les sciatiques les plus
rebelles et les plus douloureuses disparaissent
quelquefois subitement à la suite de l'électrisation galvanique. Mais c'est surtout à la troisième classe de phénomènes que la médecine a
le droit de s'adresser. Le fait le plus saillant
consiste en une contraction variable d'intensité suivant l'appareil mis en œuvre Nous ne
rapporterons pas le expériences mémorables
faites en Amérique sur des suppliciés, il suffit
de rappeler qu'on crut un instant que le courant
galvanique pouvait réveiller la vitalité des tissus et rallumer le flambeau de l'existence quand
le désordre anatomique ne l'avait pas définitivement éteint ; depuis, les tentatives ont été nombreuses et ont eu des succès divers. Nous ne
devons pas dissimuler que le passage du courant à travers les organes n'a pas lieu sans une
terrible douleur s'il est de quelque intensité, et
peu de malades voudraient profiter du bénéfice

physiologique, au prix d'une horrible sensation
de brûlure et même d'escharres profondes et
étendues. Restait donc à résoudre ce ploblème :
dépouiller le courant galvanique des ses propriétés physiques tout en lui conservant des
propriétés physiologiques. La décomposition de
la lumière, les découvertes électro-magnétiques
et par-dessus tout une foi scientifique robuste
pouvaient en faire espérer la solution dans un
avenir lointain. Mais qui eût osé l'attendre de
nos jours ? Personne n'ignore que le courant
d'induction, dù au génie de Faraday, remplit
exactement ces conditions. Aussi un champ facile et neuf est ouvert aux investigations, et
nous ne craignons pas de le dire, ce que la médecine y gagnera en puissance et l'humanité
en bien-être, est incalculable. Pour s'en faire
une idée nette, il suffit de concevoir une tige
métallique sur laquelle s'enroule un fil de cuivre recouvert d'un fil de soie, voilà tout l'appareil inducteur. Si l'on fait passer un courant
dans le fil métalique, la tige se constitue à
l'état électrique au moment de l'entrée et de la
sortie du courant et demeure à l'état neutre
pendant que le fil est traversé par le courant. Si
donc on intercepte fréquemment le courant inducteur on a une série de courants induits dont
le nombre est en rapport avec celui des inter-

ruptions. Faut-il maintenant rappeler ce que nous avons dit à propos des névroses en général. Faut-il rappeler qu'il est démontré aujourd'hui que les paralysies essentielles, la chorée, l'épilepsie, l'hystérie et ses éléments, l'asthme, la chlorose et les divers accidents, etc., cèdent avec une rapidité merveilleuse à cet agent convenablement appliqué. L'atrophie musculaire n'a-t-elle pas trouvé son spécifique ?

L'hygiène elle même peut à juste titre le considérer comme un de ses moyens les plus énergiques. C'est en effet la prophylaxie la plus rationnelle et la plus efficace de l'interminable cortége des affections qu'entraîne la vie sédentaire de l'immense majorité des habitants des villes.

En déterminant sans douleur et sans secousse une série ménagée de contractions musculaires, elle remplace le mouvement nécessaire à la santé, entretient les organes dans un degré convenable de force et de souplesse, développe le système musculaire et par là concourt directement à l'exercice régulier des phénomènes essentiels de la respiration et de la digestion.

Pour nous servir d'une idée aussi vraie qu'ingénieuse et promptement devenue banale, nous dirons que l'électrisation est une *gymnastique au repos*.

Aussi son usage tend à se généraliser rapide-

ment. Mais l'électricité des machines n'est par la
seule dont l'humanité ait à espérer. Il faut con-
venir d'ailleurs que s'il est facile d'électriser un
muscle superficiel, il est plus difficile d'amener
le courant dans les viscères et que si sous cette
forme son action sur les appareils de la vie de
relation, sur les fonctions du mouvement et de
la sensibilité est bien connue et souvent mise en
œuvre, son rôle dans les fonctions purement
animales demeure dans une certaine obscurité.
C'est vers l'élucidation de ce point peu connu
de la science que nous avons surtout dirigé nos
recherches et multiplié nos expériences.

Souvent nous avons vu des désordres graves
de l'appareil gastro-intestinal céder d'une façon
inespérée à l'administration de globules métalliques composés d'hémisphères de métaux différents accolés.

Il est facile de comprendre le mode d'action
de cette médication. Chacun des globules, au
contact des sucs acides de l'estomac, constitue
autant d'éléments d'une pile qui, pendant son
séjour dans l'appareil digestif, en y faisant affluer l'électricité, accroît singulièrement la force
chimique qui préside à l'acte principal de la digestion. Nous ne devons pas dissimuler que
pour être couronné de succès, une semblable
pratique ne saurait être abandonnée à des mains

inhabiles. Elle réclame la circonspection et la
sage prudence de l'homme expérimenté. Il nous
est arrivé souvent d'interrompre une douleur
nerveuse ou rhumatismale par l'application sur
le point douloureux d'un disque électrique ; quelquefois nous avons mieux réussi en l'appliquant
le plus près de l'organe qui nous semblait amener la douleur, en vertu de ses relations anatomiques ou purement sympathiques. Ainsi nous
nous sommes débarrassé nous-même d'une migraine invétérée, en conservant quelques temps
à l'épigrastre un semblable appareil.

On sait que M. Raspail, depuis longtemps,
s'en est servi avec un succès complet pour éli-
miner de l'économie les agents métalliques
toxiques, tels que le mercure et le plomb. Mais
il est un moyen plus puissant et plus direct,
pour ainsi dire, d'amener le courant électrique
au sein des tissus, de le faire naître entre les
molécules organiques et d'y amener des changements aussi inattendus qu'avantageux : si on
immerge un organe quelconque ou même une
fraction considérable du corps dans une dissolution saline, qu'arrive-t-il? Evidemment, en
vertu des forces qui président à l'endosmose,
l'économie s'en imprègne; d'autre part, si on
remplace brusquement le premier bain par une
dissolution saline différente, le même phéno-

mène a lieu, et les deux sels se rencontrant dans les tissus , réagissent l'un sur l'autre et y développent une infinité de courants. En choisissant convenablement les sels à employer, nous doutons que les maladies superficielles, névralgies, dartres, résistent longtemps à cette médication. Nous avons pu en constater l'heureux résultat à diverses reprises, notamment sur une personne atteinte d'eczema rubrum ayant résisté longtemps à toute espèce de traitement.

Les substances chargées d'électricité acquièrent aussi une activité spéciale qui ne doit pas être négligée. Pour ne pas trop allonger ce chapitre, nous n'en citerons qu'un exemple : l'ozone , découvert , il y a longtemps par Van Marum , en foulant de l'électricité sur de l'oxygène contenu dans un récipient non conducteur, retrouvé il y a quelques années par M. Schœinbein dans la décomposition de l'eau par la pile, n'est autre chose que l'oxygène ayant emprunté à l'électricité une *activité chimique spéciale* et des propriétés physiques différentes. On sait qu'il existe dans l'atmosphère en proportion variable et que l'ozonométrie a constaté qu'à ces diverses variations correspondent des constitutions médicales différentes. Ainsi, pendant la dernière épidémie de choléra , on avait remarqué qu'à l'abaissement de l'ozone

dans l'air correspondait toujours une recrudescence de mortalité. Qui doute que l'inhalation
d'un semblable agent (ou de ses analogues) ar-
tificiellement préparé ne soit d'un puissant secours dans le traitement de ces maladies redoutables de la poitrine, contre lesquelles notre
art n'a pu trouver jusqu'ici que d'insuffisants
palliatifs.

Dans nos généralités sur les maladies nerveuses, nous avons démontré que les divers
phénomènes des maladies complexes doivent
entraîner des changements électriques dans
l'organisme. Ainsi, avons-nous dit, la fièvre en
exaltant la fonction calorifique et en précipitant
la circulation, élève l'expression normale de
l'électricité; de même les diverses méthodes
thérapeutiques depuis longtemps en usage, que
le hasard a decouvertes et que l'expérience a
sanctionnées, reposent sur des changements
de même nature; la saignée, les acides dilués
calment la fièvre. Il nous serait facile de démontrer que la première manœuvre, en abaissant
l'élément plastique du sang, diminue les frottements et la chaleur, et par suite, change en
sens inverse les conditions de production électrique. On pourrait en dire autant de l'action
tempérante de l'eau et des boissons acidulées.
Dans la chlorose qui ne voit une dyscrasie gé-

nérale? A la mollesse des tissus, à la pâleur des tégumens, à l'appauvrissement excessif du sang, à la paresse simultanée de tous les appareils, il est facile de voir un amoindrissement des forces chimiques d'assimilation. Introduisez du fer dans l'économie, tout disparaît. Le manganèse amènerait le même résultat, tandis que le plomb et surtout le mercure produiraient des effets diamétralement opposés. Or, dans ce fait, de certains métaux produisant la pléthore, et de certains autres produisant l'anémie, il est difficile de ne pas voir des constitutions électriques différentes, analogues à ce qui se passe entre le zinc et le cuivre dans la pile ordinaire, entre le bismuth et l'antimoine dans celle de Seebeck.

En résumé, si l'électricité des machines rend d'incontestables services, on est en droit d'attendre des résultats plus brillants encore de l'électricité introduite dans l'économie par les réactions chimiques ou à l'aide d'un véhicule quelconque; ce point de thérapeutique étant encore peu étudié dans l'état actuel de la science, une maladie ne doit être réputée incurable qu'après avoir résisté au traitement électrique habilement dirigé.

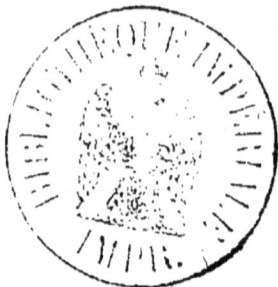

TABLE DES MATIÈRES

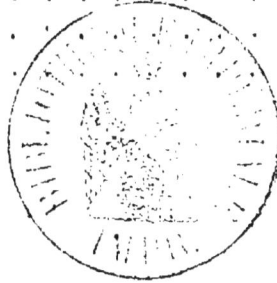

FIN DE LA TABLE.

Paris. Imprimerie de Moquet, rue de la Harpe, 92.

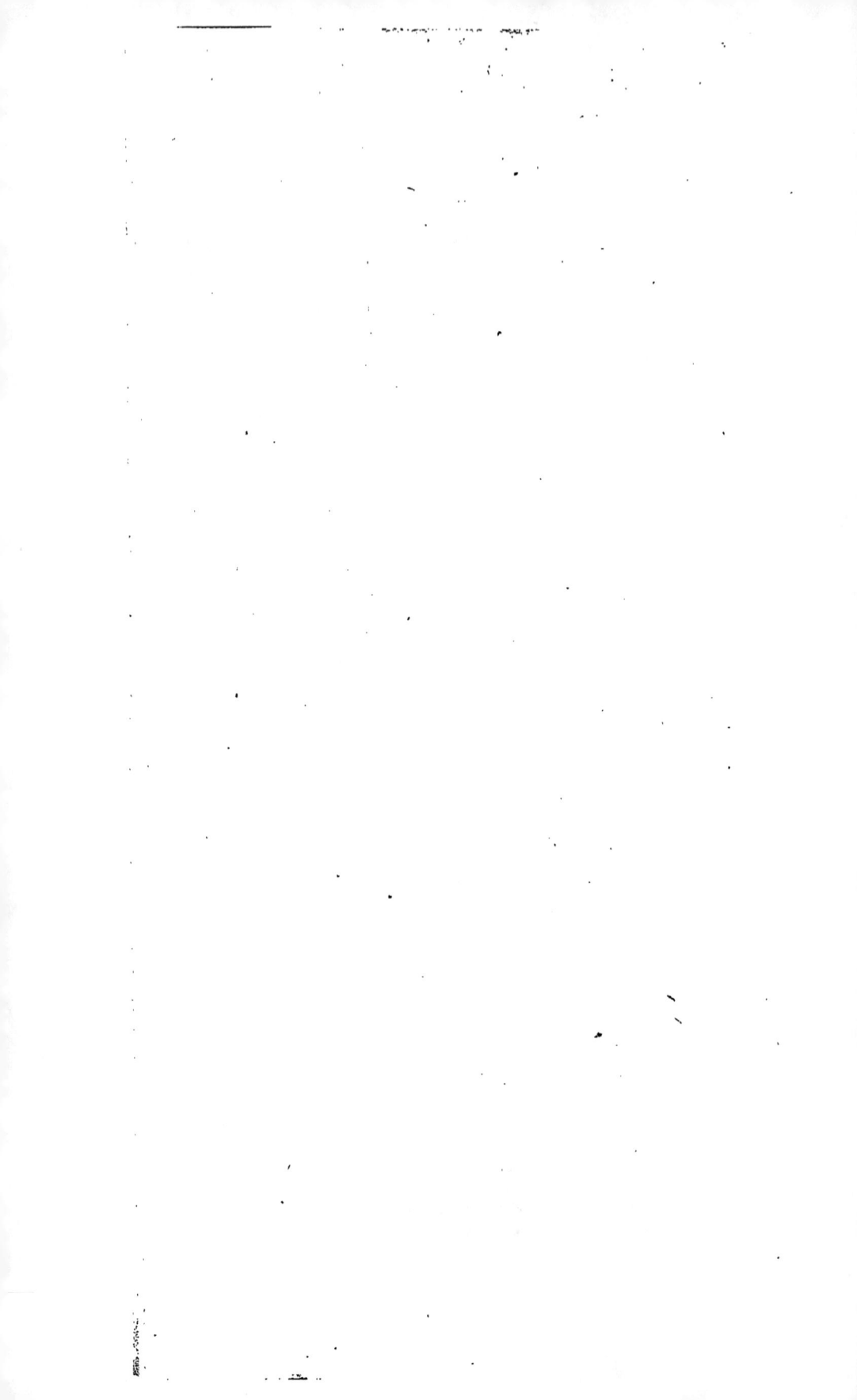

www.ingramcontent.com/pod-product-compliance
Lightning Source LLC
Chambersburg PA
CBHW071839200326
41519CB00016B/4167